Transformez votre colère en énergie positive !

Poser les limites et se faire respecter

Groupe Eyrolles
61, bd Saint-Germain
75240 Paris Cedex 05

www.editions-eyrolles.com

Avec la collaboration de Jessie Magana

Ce titre a fait l'objet d'un reconditionnement (nouvelle couverture)
à l'occasion de son deuxième tirage. Le texte reste inchangé
par rapport au tirage précédent.

Nathalie Dedebant
Jean-Louis Muller
Emmanuel Portanéry
Catherine Tournier

Transformez votre colère en énergie positive !

Poser les limites et se faire respecter

Deuxième tirage 2015

EYROLLES

Également dans la collection « Comprendre et agir » :

Juliette Allais,
– *Décrypter ses rêves*
– *La Psychogénéalogie*
– *Au cœur des secrets de famille*
– *Amour et sens de nos rencontres*
Juliette Allais, Didier Goutman, *Trouver sa place au travail*
Dr Martin M. Antony, Dr Richard P. Swinson,
Timide ? Ne laissez plus la peur des autres vous gâcher la vie
Lisbeth von Benedek,
– *La Crise du milieu de vie*
– *Frères et sœurs pour la vie*
Valérie Bergère, *Moi ? Susceptible ? Jamais !*
Marcel Bernier, Marie-Hélène Simard, *La Rupture amoureuse*
Gérard Bonnet, *La Tyrannie du paraître*
Jean-Charles Bouchoux, *Les Pervers narcissiques*
Sophie Cadalen, *Aimer sans mode d'emploi*
Christophe Carré, *La Manipulation au quotidien*
Marie-Joseph Chalvin, *L'Estime de soi*
Cécile Chavel, *Le Pouvoir d'être soi*
Claire-Lucie Cziffra, *Les Relations perverses*
Michèle Declerck, *Le Malade malgré lui*
Flore Delapalme, *Le Sentiment de vide intérieur*
Ann Demarais, Valérie White, *C'est la première impression qui compte*
Brigitte Allain Dupré, *Guérir de sa mère*
Sandrine Dury, *Filles de nos mères, mères de nos filles…*
Micki Fine, *Aime-moi comme je suis*
Jean-Michel Fourcade, *Les Personnalités limites*

Laurie Hawkes,

– *La Peur de l'Autre*

– *La Force des introvertis*

Steven C. Hayes, Spencer Smith, *Penser moins pour être heureux*

Jacques Hillion, Ifan Elix, *Passer à l'action*

Mary C. Lamia, Marilyn J. Krieger, *Le Syndrome du sauveur*

Lubomir Lamy,

– *L'amour ne doit rien au hasard*

– *Pourquoi les hommes ne comprennent rien aux femmes…*

Virginie Megglé,

– *Les Séparations douloureuses*

– *Face à l'anorexie*

– *Entre mère et fils*

Bénédicte Nadaud, Karine Zagaroli, *Surmonter ses complexes*

Ron et Pat Potter-Efron, *Que dit votre colère ?*

Patrick-Ange Raoult, *Guérir de ses blessures adolescentes*

Daniel Ravon, *Apprivoiser ses émotions*

Thierry Rousseau, *Communiquer avec un proche Alzheimer*

Alain Samson,

– *La chance tu provoqueras*

– *Développer sa résilience*

Steven Stosny Ph. D., *Les Blessées de l'amour*

**Dans la collection « Les chemins de l'inconscient »,
dirigée par Saverio Tomasella :**

Véronique Berger, *Les Dépendances affectives*

Martine Mingant, *Vivre pleinement l'instant*

Christine Hardy, Laurence Schifrine, Saverio Tomasella, *Habiter son corps*

Barbara Ann Hubert, Saverio Tomasella, *L'Emprise affective*

Gilles Pho, Saverio Tomasella, *Vivre en relation*

Catherine Podguszer, Saverio Tomasella, *Personne n'est parfait !*

Saverio Tomasella,

– *Oser s'aimer*

– *Le Sentiment d'abandon*

– *Les Amours impossibles*

– *Hypersensibles*

– *Renaître après un traumatisme*

Dans la collection « Communication consciente », dirigée par Christophe Carré :

Christophe Carré,

– *Obtenir sans punir*

– *L'Automanipulation*

– *Manuel de manipulation à l'usage des gentils*

– *Agir pour ne plus subir*

Fabien Éon, *J'ai décidé de faire confiance*

Florent Fusier, *L'Art de maîtriser sa vie*

Hervé Magnin, *Face aux gens de mauvaise foi*

Pierre Raynaud, *Arrêter de se faire des films*

Dans la collection « Histoires de divan » :

Karine Danan, *Je ne sais pas dire non*

Laurie Hawkes, *Une danse borderline*

Dans la collection « Les chemins spirituels » :

Alain Héril, *Le Sourire intérieur*

Lorne Ladner, *Pratique du bouddhisme tibétain*

Table des matières

Table des matières

Introduction

La colère a mauvaise presse. Au sein de la palette des émotions, elle est la plus ambiguë et la plus complexe. Marquées dans de nombreuses cultures, organisations et familles du sceau de l'interdit, les colères de la nature et des dieux furent longtemps redoutées dans l'Histoire, interprétées comme le châtiment des égarements humains.

De nos jours, la colère est associée à la tyrannie ou à la folie. Dans notre société, celui qui exprime avec force sa colère se voit accusé de perdre le contrôle de soi. En famille, lorsque les enfants manifestent de la colère, les parents évoquent la fatigue, comme si celle-ci était socialement plus acceptable que la rage.

Vous avez sûrement éprouvé des épisodes coléreux qui se sont retournés contre vous : vous avez alors été raillé ou rejeté par les autres. Peut-être avez-vous souffert de n'avoir su extérioriser cette colère qui vous ronge de l'intérieur. À l'inverse, certaines de vos colères ont été bénéfiques : vous avez obtenu les changements escomptés.

La colère peut être qualifiée de saine, de moyen de décompression, mais aussi de folie. C'est une façon de se faire obéir, et de désobéir.

La colère remplace parfois d'autres émotions « interdites » ou insupportables telles que tristesse et peur ; elle s'efface sous des émotions plus acceptables comme la fatigue ou la joie.

Imaginons ce que serait le monde sans la colère. De nombreux maux disparaîtraient sûrement : il n'y aurait plus d'agressivité, plus de crimes, plus de trafic d'armes, plus de guerre. Mais il y aurait moins d'art, d'ingéniosité, d'envie, de vie, d'émotions, etc. En d'autres termes la colère est une forme de lien social.

Notre conviction est que si la colère existe, c'est qu'elle doit être utile, même si certaines de ses manifestations sont néfastes. C'est une émotion qui donne de l'énergie pour changer et faire changer. Sans la colère et toutes ses manifestations, nous n'aurions ni découvertes scientifiques, ni progrès sociaux, ni histoire. Les organisations, les familles et les couples sans colère sont stagnants et stériles. La bonne entente à tout prix se transforme en prison dorée et en déroute annoncée – mais la colère perpétuelle et injustifiée est invivable aussi.

Une saine colère, exprimée mais non exacerbée, utilisée à bon escient, voilà ce que ce livre vous propose de découvrir.

Un autodiagnostic en forme de préambule

Quelles sont vos attitudes spontanées face aux situations tendues engendrant de la colère ?

Pour chacune de ces 60 attitudes, cochez :

- « Tout à fait moi » si vous l'adoptez en permanence ;
- « Me ressemble » si vous l'adoptez souvent ;
- « Légère tendance » si vous l'adoptez rarement ;
- « Pas du tout » si elle vous est inconnue.

		Tout à fait moi	Me ressemble	Légère tendance	Pas du tout
1	Je ne dis rien même quand je ne suis pas d'accord avec l'autre.				
2	Dans les situations tendues, tout en défendant clairement mes positions, j'écoute celles des autres.				
3	Je préfère « arrondir les angles » pour ne pas froisser mes interlocuteurs.				
4	Les autres disent de moi que je suis colérique.				
5	Je garde le sourire, même quand je fais une critique.				
6	Je ne crains pas de critiquer avec véhémence et de hausser le ton si nécessaire.				
7	J'accepte certaines corvées qui manifestement pourraient être partagées avec d'autres.				

		Tout à fait moi	Me ressemble	Légère tendance	Pas du tout
8	Je sais défendre mes choix, même en face d'interlocuteurs hostiles.				
9	Dans les situations tendues, je préfère rester en retrait pour écouter et utiliser ainsi les points faibles des autres.				
10	On me reproche d'avoir l'esprit de contradiction.				
11	J'ai du mal à écouter les autres quand je veux les convaincre que j'ai raison.				
12	En cas d'agression, je fais comme si je n'étais pas touché pour sauver les apparences.				
13	Je me mets à rire ou à pleurer alors que je suis très en colère et que je ne peux pas le montrer.				
14	J'exprime mes désaccords tout en restant en bonne relation avec les autres.				
15	Je refrène ma colère pour ne pas être pris pour un instable.				
16	Réaliser une action inhabituelle me bloque.				
17	Après avoir accumulé des griefs, je m'énerve et j'explose.				
18	Je suis à l'aise dans les situations conflictuelles et tendues.				

		Tout à fait moi	**Me ressemble**	**Légère tendance**	**Pas du tout**
19	Je feins d'être une victime ou un martyr au lieu de me mettre en colère.				
20	Je suis bavard et je coupe la parole aux autres.				
21	Pour étouffer dans l'œuf toute critique ou contradiction, je crie le plus fort.				
22	Jouer « cartes sur table » est un signe de naïveté. Je préfère ruser pour exprimer mon opinion.				
23	En cas de désaccord, je recherche un terrain d'entente qui convient à tous.				
24	Je préfère dire ce que je ressens tout de suite, c'est plus simple.				
25	J'ai l'impression d'être une « marmite qui bout », prête à exploser.				
26	Je laisse souvent des points dans l'ombre pour éviter les conflits.				
27	Je me présente tel que je suis, sans dissimuler mes sentiments y compris mes colères.				
28	Il en faut beaucoup pour m'intimider.				
29	Pour prendre du pouvoir, il faut faire peur aux autres.				

		Tout à fait moi	Me ressemble	Légère tendance	Pas du tout
30	Je sais prendre ma revanche quand je me suis « fait avoir ».				
31	Une bonne manière de déstabiliser son adversaire est de rester calme et de le mettre en colère.				
32	Mon sourire et mes expressions polies masquent en fait mon courroux.				
33	Je suis capable d'être moi-même, tout en étant accepté par les autres.				
34	J'exprime ma colère avec pondération et détermination pour me faire entendre.				
35	J'ai le souci de ne pas importuner les autres.				
36	J'ai du mal à prendre parti et à choisir.				
37	Je suis gêné lorsque je suis la seule personne de mon avis dans un groupe. Dans ce cas, je préfère me taire.				
38	J'aime et je m'exprime facilement même s'il y a du monde.				
39	La vie n'est qu'un rapport de forces, une lutte incessante.				
40	Je n'ai pas peur de relever les défis dangereux et risqués.				

		Tout à fait moi	Me ressemble	Légère tendance	Pas du tout
41	Je préfère dire que je suis navré plutôt que « je suis en colère » .				
42	La colère ne sert à rien pour faire réaliser aux autres leurs erreurs.				
43	Je sais écouter sans couper la parole, et je m'exprime jusqu'au bout lorsqu'on m'interrompt.				
44	Je mène jusqu'au bout ce que j'ai décidé de faire.				
45	J'exprime ma colère lorsque je veux que les autres sortent de leurs habitudes pesantes et de leur routine.				
46	Il m'arrive de lancer des rumeurs pour me venger des personnes qui m'ont déplu ou blessé.				
47	Je fais des compliments pour obtenir ce que je veux, même aux personnes qui m'énervent.				
48	J'ai du mal à laisser la parole sur un sujet qui me passionne.				
49	Je sais manier l'ironie mordante.				
50	Je suis tellement serviable et facile à vivre que les autres en profitent.				
51	J'aime mieux observer que participer.				
52	Je préfère être dans les coulisses qu'au premier rang.				

		Tout à fait moi	Me ressemble	Légère tendance	Pas du tout
53	Je pense qu'une bonne colère permet de remettre les choses à plat.				
54	Mentir est parfois nécessaire pour arriver à ses fins.				
55	J'aime provoquer les autres pour les faire réagir.				
56	Je préfère être loup plutôt qu'agneau.				
57	On peut mieux obtenir des choses en souriant qu'en se fâchant.				
58	J'exprime aisément mes indignations et les choses qui me révoltent, sans agressivité excessive.				
59	J'ai l'impression de me miner intérieurement à force de réprimer mes colères.				
60	Je n'aime pas me faire mal voir. Je veux être accepté par tous.				

Vous trouverez les résultats commentés de cet autodiagnostic de la page 23 à la page 26.

Scènes de colère

Pénétrons dans l'univers de la colère à partir de trois situations de la vie quotidienne. Les attitudes spontanées pour faire face à ces situations sont révélatrices de votre rapport aux émotions – et en particulier à la colère.

1re situation : Mon compagnon (ou ma compagne) laisse traîner tout le temps ses affaires.

2e situation : J'estime que mon ordinateur est à bout de souffle et je voudrais en demander un nouveau à mon patron.

3e situation : Lors d'une réunion de famille, un cousin lointain révèle en public l'un de mes défauts de jeunesse.

Les quatre attitudes pour traiter « à chaud » sa colère

Chacune des trois situations précitées est probablement génératrice de colère. Néanmoins, le traitement de cette colère diffère selon les individus. Retenons pour ce premier chapitre quatre attitudes représentatives sachant que nous aborderons plus loin les mécanismes plus complexes de la colère.

La colère inhibée

1re situation

Je suis très irrité(e) par la répétition de ce comportement. Je ne veux pas lui faire remarquer de peur d'entrer dans un conflit. Je pense qu'il (elle) devrait savoir que l'on doit ranger ses affaires. J'attends désespérément que l'autre comprenne et change son comportement. Comme aucune amélioration ne survient, je m'irrite pour d'autres détails : des miettes de pain sur la table, la baignoire mal lavée, des traces de pas sur le parquet… J'accumule mes griefs sans les exprimer, je fais de l'eczéma. Je commence à me dire que j'aurai mieux fait de ne pas le (la) rencontrer. Je sens que cela va mal finir…

2e situation

À chaque fois que j'ouvre mon ordinateur, je constate qu'il est de plus en plus lent. Parfois, je m'énerve avant de l'ouvrir, anticipant les désagréments. Plusieurs d'entre nous se sont plaints en vain. J'estime qu'il est scandaleux de ne pas disposer d'outils de travail dignes de ce nom. On n'arrête pas de nous vanter les mérites des réseaux et du virtuel mais j'ai l'impression que les managers ne se préoccupent pas de nos conditions concrètes de travail. Nous nous lamentons entre collègues devant la machine à café. Mon patron, lors d'un entretien, me demande si j'ai des remarques et suggestions à formuler. Je préfère me taire pensant que de toute façon il n'accédera pas à ma demande. En le quittant, je lui en veux de ne m'avoir pas proposé un nouvel ordinateur. Je m'en veux aussi pour n'avoir pas osé le demander. Puisque c'est comme ça, je vais prendre huit jours d'arrêt maladie.

3ᵉ *situation*

Je suis vexé(e), voire humilié(e). J'ai l'impression de rougir. J'ai des frissons sur les tempes. Les rires des autres amplifient mon embarras. J'aimerais être une petite souris, cachée dans son trou. Je décide que plus jamais je n'inviterai ou me laisserai inviter par ce cousin. Je me mets à détester celles et ceux qui se sont moqués de moi. J'attends une occasion propice pour me venger de cet affront.

La colère exacerbée

1ʳᵉ *situation*

La chaussette de trop. En criant de toutes mes forces, sur un ton cinglant, j'apostrophe mon compagnon ou ma compagne : « Tu as été élevé(e) chez les porcs ! » ou « Tu ne me respectes pas, tu devrais avoir honte ! », « La prochaine fois que tu laisses traîner tes affaires, je te quitte ! » J'appuie mes propos par des gestes menaçants, voire des coups…

2ᵉ *situation*

Je pénètre dans le bureau de mon patron en lui tenant des propos tels que : « Vous n'avez aucune considération pour vos collaborateurs ! » ou « De toute façon, si vous ne nous octroyez pas de nouveaux ordinateurs, on freinera notre productivité ! » ou « Vous faites de beaux discours sur la modernité et l'innovation mais nous avons des outils informatiques du XXᵉ siècle ! »

3ᵉ *situation*

J'apostrophe mon cousin en public, lui répondant du tac au tac : « Tu aurais mieux fait de te taire car je vais en raconter encore plus sur tes travers pléthoriques ! » ou « Tu ferais mieux de regarder la poutre dans ton œil plutôt que la paille dans le mien ! » Dans un élan de rage, je me lève, et le gifle en public.

La colère déguisée

1ʳᵉ *situation*

Alors qu'au fond de moi, je ressens de la colère, j'arbore un sourire. Je pose des questions du type : « Ne sais-tu pas, que l'on retrouve mieux ses affaires lorsqu'elles sont rangées ? » ou « Tu crois qu'elle va y aller toute seule, la chaussette dans le panier à linge ? » ou « Si j'ai bien compris, tu veux que l'on prenne une femme de ménage ? » ou « Si les affaires étaient bien rangées, tu ne te sentirais plus chez toi, n'est-ce pas ? » ou encore « Après le pire, le meilleur reste à venir… »

2ᵉ *situation*

Au cours d'une réunion, je dis : « À propos, ne pensez-vous pas qu'il conviendrait d'aligner votre discours et votre pratique en mettant à notre disposition du matériel fiable ? » ou « Vous qui êtes un bon patron, vous avez compris que nous avons besoin de nouveaux ordinateurs pour bien effectuer notre travail… »

3ᵉ situation

Je lui cite la phrase du professeur Laborit[1] : « Il n'y a pas de gens méchants mais des gens souffrants ! » Ou bien j'use de proverbes et aphorismes : « La bave du crapaud n'atteint pas la blanche colombe ! » ou « Le chien aboie, la caravane passe. »

La saine colère

1ʳᵉ situation

Je dis sur un ton ferme sans être agressif(ve) : « Cela semble être ton style de laisser traîner tes affaires. Cela me déplaît. Je souhaite que tu comprennes ma position et que l'on en parle ensemble. » Ou bien : « Je préfère te signaler tout de suite que je n'aime pas que les affaires traînent plutôt que de garder mes ressentiments pour moi. »

2ᵉ situation

Je sollicite un entretien en privé avec mon patron en précisant le temps dont j'ai besoin, par exemple 25 minutes. Je commence par décrire la situation : « Depuis trois mois, mon ordinateur, ainsi que ceux de mes collègues donnent des signes de faiblesses, en particulier le système et les connexions mettent 20 minutes à s'installer. » Puis, j'exprime mon sentiment : « Cette répétition d'incidents ne me convient pas et cela me gêne dans mon travail. » Je fais ensuite une suggestion : « Je pense qu'il est temps de les changer. » Je signifie que

---

1. Chirurgien et neurobiologiste, il est à origine de l'introduction des neuroleptiques. Grand vulgarisateur des neurosciences, il a notamment participé au film *Mon Oncle d'Amérique*, d'Alain Resnais (1980).

je suis conscient(e) des coûts : « Je sais qu'il s'agit d'un coût important, néanmoins le remplacement des ordinateurs serait bénéfique pour tous – productivité, qualité du travail, confort d'utilisation et meilleure ergonomie, etc. »

3ᵉ situation

Je dis à haute voix, sans pour autant crier : « Cela te fait peut-être rire, mais pas moi. Je te prie d'arrêter immédiatement. » Le cas échéant j'ajoute : « je sais que tu n'es pas mû par de mauvaises intentions à mon égard, mais je n'aime pas cela. »

Les effets de ces quatre attitudes

Vous vous êtes probablement reconnu et investi dans les exemples précités ou des situations similaires. La colère n'émerge que si la situation ne vous convient pas et vous gêne. Si vous êtes indifférent aux affaires qui traînent, si vous vous satisfaisez de votre ordinateur ou si la remarque de votre cousin vous amuse, la colère n'a pas de sens. La colère sous-tend une aspiration à un changement[1].

La colère inhibée débouche sur les stress d'intériorisation

La colère inhibée est la plus dommageable pour la santé lorsqu'elle est subie et répétitive. L'empilement des frustrations non traitées creuse le sillon de la dépression. L'entourage, repérant cette tendance, en profite. Les autres dévalorisent les inhibés, ou les plaignent – ce qui constitue une dévalorisation plus puissante. Nos malheureux

---

1. Voir le chapitre 2, qui décrit le processus d'émergence de la colère.

héros se font exploiter par les autres, deviennent des « poires ». Ils cherchent à exister à tout prix en étant serviables et aimables. Mais plus ils donnent, moins ils reçoivent en retour.

En l'absence de défouloir, dans les cas les plus graves, ces personnes se trouvent acculées vers trois issues dramatiques : le meurtre, le suicide ou la folie. Ces réponses extrêmes restent statistiquement rares, toutefois elles se lisent de manière atténuée dans des conduites ou la formulation d'expressions apparemment banales. L'issue meurtrière atténuée se devine derrière des expressions du type : « Je vais me les faire ! », « Si ça continue comme ça, je le cogne ! », « Je vais l'exploser ! » La tendance suicidaire par : « Cela me tue ! », « Il n'y a plus qu'à se jeter par la fenêtre ! », « Je suis foutu, il n'y a plus qu'à tirer le rideau ! » La folie : « Ils me font perdre la tête ! », « Je pète les plombs », « Je vais me bourrer d'alcool ou de cocaïne ! »

Dans l'univers des organisations et des entreprises, les conduites liées à la colère inhibée sont nommées risques psychosociaux : il s'agit d'absentéisme, d'accidents de travail, d'une baisse de productivité et de qualité, de harcèlement mutuel… La colère inhibée est inefficace, puisque celui qui la ressent n'obtient pas ce qu'il veut. Et de surcroît, elle est stressante pour la personne qui la subit.

Ceci étant dit, il est parfois sage de choisir en conscience de garder sa colère en soi dans des situations ou contextes périlleux. Par exemple : face à un juge, un policier, une menace armée, une prise d'otage… Lorsque le rapport de forces est nettement en votre défaveur, pensez comme Marie Stuart : « Choisir de subir, ce n'est pas subir. » Nommons cette posture la soumission stratégique : faire comme si je me soumettais sans en être affligé.

> ### Le contrôle de soi chez les Peuls
>
> La colère inhibée peut être aussi une affaire de culture quand ce contrôle de la colère est vu comme « sain » en termes de réaction en face d'un conflit potentiel. Le contrôle de la colère comme de leurs autres émotions, est envisagé par les Peuls comme honorable et conforme aux règles sociales en vigueur. Cette colère contrôlée va bien sûr déclencher des frustrations, cependant elle va aussi renforcer le lien social entre les membres de la communauté. Par ailleurs, la colère inhibée peut aussi présenter un rôle de protection pour la personne en cas de danger, d'autant plus grand si la colère se manifestait.

La colère exacerbée déclenche des escalades violentes

« La meilleure défense c'est l'attaque ! » ou « Ça passe ou ça casse ! » Telles sont les représentations mentales de celles et ceux qui optent pour la colère exacerbée, comme les primates, exhibant leur force et leurs attributs pour soumettre leurs congénères. Lors de ces manifestations paroxystiques, la colère exacerbée se mue en crise de rage ou de folie. La personne ne contrôle plus ses propos et ses actes. Lors de nombreux procès aux assises, les accusés se défendent en prétextant l'existence d'une pulsion colérique : « C'était plus fort que moi. » Ce à quoi le juge peut rétorquer : « La fureur n'est pas une pathologie. »

Dans le film *Le Parrain* de Francis Ford Coppola (1972), le héros dit : « Ne hais jamais ton ennemi, cela fausse le jugement. » Rarement pratiquée, cette forme de colère insuffle du dynamisme en libérant de la testostérone et de l'adrénaline. Elle peut avoir aussi des effets cathartiques.

Le retour du refoulé

Bien souvent la colère exacerbée surgit violemment après une période de colère inhibée. C'est ce que l'on appelle le retour du refoulé.

Ce processus est décrypté dans la programmation neuro-linguistique[1] par les « quatre dragons de la passivité » :

- 1er dragon : la frustration – la colère est inhibée. Vous avez l'impression de subir la pression ou la volonté des autres. Vos propres besoins ne sont pas pris en compte. Les expressions typiques de cette phase de frustration sont « j'avale des couleuvres », « je prends sur moi », « je ravale ma salive », « cela me mine »…

- Avec le temps, le 2e dragon émerge : le remords. Vous vous en voulez à vous-même de n'avoir rien demandé ou de ne pas avoir réagi. Vous vous autodévalorisez. Vous écornez votre propre estime.

- Puis surgit le 3e dragon, l'irritation. Un « rien » vous irrite. Vous sentez monter la rage en vous. Vous interprétez tous les comportements des autres sous un prisme négatif.

- Si cette irritation n'est pas stoppée, le 4e dragon, le désir de vengeance s'impose. Ce désir se transforme en actes destructeurs, contre autrui, contre soi, contre des objets, contre d'innocentes victimes…

---

1. La programmation neuro-linguistique (PNL) a été inventée par John Grinder et Richard Bandler aux États-Unis dans les années 1970. Il s'agit de modèles de développement personnel auxquels on accède par des techniques précises, fondées sur la communication.

Nombreux sont les drames, pièces de théâtre, films, romans où ce processus est décliné : *Un poisson nommé Wanda*, de Charles Crichton (1988) décrit brillamment ces quatre dragons.

Les deux types d'escalades violentes

Il existe deux types d'escalades violentes : l'escalade complémentaire et l'escalade symétrique.

Dans une **escalade complémentaire**, les positions hautes et basses sont rigidement occupées. L'un déverse sa colère et l'autre se soumet. Peu à peu, chacun perd de vue le vécu de l'autre et accumule du ressentiment. Celui qui déborde de colère se sent de plus en plus surchargé de responsabilités et exprime de plus en plus ses reproches et ses critiques. Celui qui se soumet va se sentir de plus en plus dévalorisé, doutant de lui. L'incompréhension gagne du terrain. L'aboutissement d'une telle logique est la rupture, mais le plus souvent après de nombreuses années. C'est cette structure d'escalade qui sous-tend le harcèlement.

Dans une **escalade symétrique**, les protagonistes veulent occuper la même position haute. C'est à celui qui cédera le dernier. Par exemple, l'un, empreint de colère revendique : « C'est moi qui décide – ou ai raison – ou c'est mon avis qui s'impose ». L'autre, en rage répond : « Ce n'est pas à moi de céder – ou de le faire – vous avez tort. »

Les escalades symétriques sont plus bruyantes et passionnées que les escalades complémentaires. Elles explosent plus vite et les relations se rompent rapidement. Lorsqu'elles perdurent, chacun cherche des alliés, quitte à mettre en scène le conflit devant témoins, le plus souvent gênés, lors de repas ou de réunions. Elles s'enclenchent lorsque les acteurs se sentent attaqués dans leurs valeurs, que ce soit à l'occasion d'un fait anodin, de la définition d'un objectif ou du choix d'une méthode.

La colère exacerbée permet parfois d'obtenir ce que l'on veut. Elle est apparemment efficace. Mais comme les autres cèdent et se soumettent, elle se révèle peu efficiente à la longue.

La colère des bergers crétois

Dans la Crète antique, les émotions sont intensément ressenties, valorisées et largement extériorisées. Chez les bergers crétois, les limites du moi se confondent avec les limites des maisons, des champs, des animaux. Dans ce monde aux ressources limitées, il est de bon ton de revendiquer sa place dans la société en public, de mettre en avant ses propres intérêts avec force et combativité.

L'agression, la violence, la colère sont une preuve de vitalité. Méfiance, défis et ripostes sont donc le lot commun dans une société de transgression. La notion d'*egoïmos* ou intérêt personnel est intimement liée à la réussite sociale. Ceci justifie nombre d'actions préventives, de luttes dans des rapports dominant/dominé. David G. Myers, psychologue, décrit la colère ou *thymos* des bergers comme « menace de réplique à une attente injustifiable, partout liée aux différences perceptibles, aux frontières distinctes entre le moi et l'autre ». Il trace la notion de « sentiment géographique ou moi territorialisé ».

Or, selon Donald T. Campbell, tout moi défini en termes de relation à un territoire et à des biens nécessite deux préalables émotionnels :
* l'absence de peur ;
* une rapidité à entrer en de violentes colères.

La colère déguisée fait émerger des jeux de pouvoir

L'intériorisation et les escalades violentes, les deux manifestations précédentes de la colère, sont primaires et aisément décodables. Les protagonistes disposent de peu de mots pour exprimer ou réprimer leur colère : celui qui inhibe sa colère se soumet à la volonté des autres ; celui qui l'exacerbe va droit au but sans tenir compte des autres.

Plus sophistiquée est la colère déguisée. L'émotion est bien présente mais elle est exprimée avec des détours. Dans de nombreuses cultures, dont l'occidentale, il est de bon ton, pour prouver sa bonne éducation, de châtier son langage et d'éviter les expressions crues et directes. Par exemple, l'expression : « Je veux, tout, tout de suite ! » va être remplacée par : « Auriez-vous l'obligeance de bien vouloir ? »

La colère déguisée est parfois efficace, mais pas efficiente. Son auteur obtient ce qu'il veut, mais les autres sentent monter en eux une sourde inquiétude. Certains ont perçu cette colère déguisée prête à exploser, d'autres se sentent manipulés, d'autres encore harcelés ou persécutés. La colère déguisée est décodée par les plus perspicaces qui comprennent aisément que « mon cher ami » signifie « pauvre imbécile » !

L'écart entre la colère ressentie et son expression atténuée génère des sous-entendus et des jeux de pouvoir :

- **La colère déguisée en plainte** ou en demande suggérée déclenche des jeux victimaires. Par exemple face à un événement qui contrarie, qui provoque une colère sourde, la victimisation consiste à se plaindre : « C'est toujours à moi que cela arrive » ou « Je savais que cela tomberait sur moi. »

- **La colère déguisée en questions interro-négatives** ou en allusions fait émerger des jeux de harcèlement ou de persécution. Par exemple : «Vous qui êtes intelligent, ne pensez-vous pas qu'il conviendrait de… » ou bien : « J'avais placé beaucoup d'espoir en vous. »

- **La colère déguisée en soutien** et en condescendance enclenche des jeux de despotisme compassionnel. Cette pratique consiste à transformer sa colère en omnipotence. Alors que son auteur est courroucé par la lenteur ou la « stupidité » des autres, il travestit son courroux par des propositions d'aide : « Que feriez-vous sans moi ? », « je suis à votre disposition en permanence », « je sais ce qui est bon pour vous ».

La colère déguisée produit des effets sur les autres, et aussi sur soi. À force d'obtenir parfois ce qu'on veut, avec la dissimulation, l'insinuation et le mensonge, on n'est plus capable de croire que les autres disent la vérité. En d'autres termes, on rejoue indéfiniment le rôle de l'arroseur arrosé.

Le point commun de ces trois manifestations de la colère réside dans une conception du monde où la seule alternative est de perdre ou de gagner. Lorsque vous adoptez ces attitudes, vous ne vous octroyez pas le droit de vous mettre en colère ou vous voulez imposer votre seul point de vue par la crainte que votre colère génère chez les autres. Vous reproduisez ainsi des comportements archaïques et pulsionnels en faisant fi de vos propres besoins et de ceux des autres.

La saine colère facilite la coopération et la négociation

Exprimer sa colère sainement consiste à l'afficher sans anxiété excessive, défendre ses intérêts sans nier ceux des autres, résoudre des conflits de manière créative, être vrai sans naïveté ni méfiance.

Vous commencez à entrevoir que la colère est l'émotion qui signale une demande de changement. La situation actuelle ou la relation actuelle ne vous conviennent pas et vous voulez que ça change. Lorsque vous inhibez votre colère, vous n'obtenez pas le changement escompté. Lorsque vous l'exacerbez, vous obtenez parfois ce que vous voulez, mais vous inhibez ainsi les autres ; ou vous n'obtenez rien du tout, les autres ne voulant pas céder. Lorsque vous déguisez votre colère, les autres peuvent comprendre l'inverse de ce que vous voulez ou entrer dans des jeux de pouvoir stériles et stressants.

La colère signale votre désir de changement et la colère de l'autre vous informe qu'il est mû par ce désir. Au lieu de lui dire : « ne te mets pas en colère », il est plus judicieux de poser la question : « Quel changement souhaites-tu ? » ou « Que veux-tu ? » La reconnaissance et l'expression de vos colères sont de fabuleux vecteurs antistress. Vous avez probablement connu des moments de détente après avoir libéré votre courroux. Les chapitres suivants vont vous apporter des méthodes et des outils pour assumer et affirmer votre saine colère.

| Résultats de l'autodiagnostic

Si vous avez répondu « Tout à fait moi », notez 10 points dans la case correspondant au numéro de la question. Pour « Me ressemble », 6 points, « Légère tendance », 3 points et « Pas du tout », 0. Additionnez ensuite vos résultats.

Colère inhibée

N° de la question	1	7	15	16	17	25	26	35
Nombre de points								

N° de la question	36	37	50	51	52	59	60
Nombre de points							

TOTAL :..................

De 0 à 50 : Vous exprimez vos colères, dans le meilleur des cas avec sérénité, ou dans leurs manifestations exacerbées. Une chose est sûre : fuir ne vous ressemble pas. Vous obtenez ce que vous voulez et vous ne vous laissez pas marcher sur les pieds.

De 51 à 100 : Il vous arrive d'éviter les conflits en fuyant. Vous gardez pour vous certaines de vos opinions pour conserver de bonnes relations avec les autres. Si vous continuez, ils risquent de vous exploiter et vous ne pourrez assister à des négociations serrées.

De 101 à 150 : Attention, vous gardez pour vous vos ressentiments et risquez, soit d'exploser de manière très agressive, soit de retourner contre vous ces frustrations. Entraînez-vous à exprimer clairement vos opinions et à dire non. Commencez avec des personnes de confiance.

Colère exacerbée

N° de la question	4	6	10	11	20	21	28	29
Nombre de points								
N° de la question	30	39	40	48	49	55	56	
Nombre de points								

TOTAL :.................

De 0 à 50 : Vous êtes agréable à vivre pour les autres. Espérons que cela n'est pas le signe d'une attitude générale de soumission.

De 51 à 100 : Vous affirmez vos opinions, parfois au détriment des autres, mais vous inspirez le respect grâce à votre assurance et votre agressivité contrôlée.

De 101 à 150 : Vous écrasez les autres qui en retour vous en veulent. Si vos interlocuteurs sont des hérissons agressifs comme vous, et contre-attaquent, vous entamez alors des escalades pouvant mener à la rupture. Les interlocuteurs paillassons vous en veulent mais n'osent pas vous le dire. Ils préparent leur vengeance et vous risquez d'avoir de désagréables surprises.

Colère déguisée

N° de la question	3	5	9	12	13	19	22	31
Nombre de points								
N° de la question	32	41	42	46	47	54	57	
Nombre de points								

TOTAL :..................

De 0 à 50 : Avec vous, les autres savent où ils vont. Vous initiez des relations claires et sans sous-entendus. Espérons que cette clarté ne coïncide pas avec de l'inhibition ou des épisodes de fureur.

De 51 à 100 : Rusé, vous savez écouter et retourner avec diplomatie les arguments des autres contre eux. Il vous arrive de mentir par omission et de forcer sur les compliments. Vos interlocuteurs vous reconnaissent de l'habileté et se méfient. Parfois, ils vous manipulent tout en préservant des relations de complicité.

De 101 à 150 : Les autres se méfient de vous. Ils ne savent pas « sur quel pied danser ». Vous prêchez le faux pour savoir le vrai, présentez les faits comme ils vous arrangent, quitte à mentir. Vous croyez manipuler les autres mais ils vous retournent la monnaie de votre pièce en vous manipulant à leur tour. Méfiant, votre vie relationnelle et sociale est bâtie autour d'intrigues.

Saine colère

N° de la question	2	8	14	18	23	24	27	33
Nombre de points								
N° de la question	34	38	43	44	45	53	58	
Nombre de points								

TOTAL :..................

De 0 à 50 : Attention, ce faible score indique sûrement un score dommageable dans une ou plusieurs des trois autres catégories. Apprenez à dire la vérité aux autres.

De 51 à 100 : Vous montrez des compétences certaines de négociation. Vous savez qu'on ne peut pas toujours gagner, mais vous préservez vos intérêts sans nuire aux autres.

De 101 à 150 : Excellent négociateur, vous transformez conflits et problèmes en objectifs à réaliser en commun. Vous savez dire non sans être gêné, acceptez vos faiblesses et ne cherchez pas à écraser ceux qui montrent aussi les leurs. Vous faites confiance *a priori* et vous inspirez confiance

Représentation graphique de votre colère

Inscrivez le score obtenu pour chaque type de colère sur le graphique ci-dessous et joignez les points.

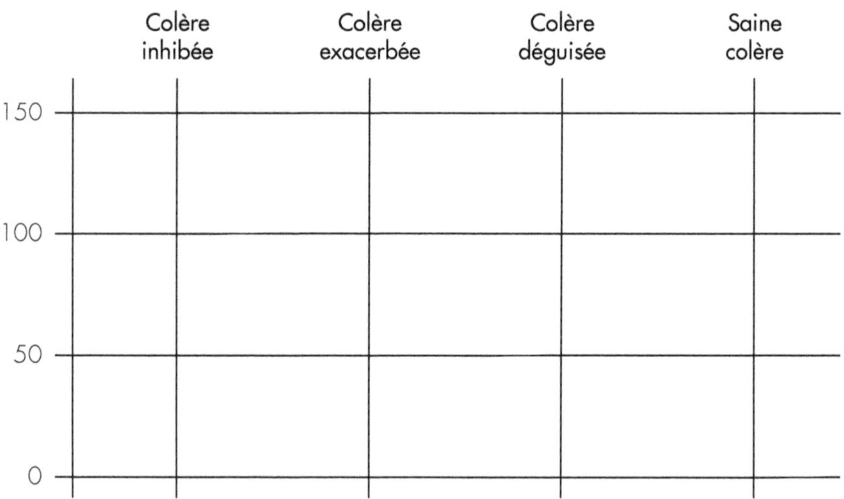

Vous obtenez ainsi un histogramme qui vous permet de distinguer quelle est votre dominante et de quelle manière votre colère s'exprime… ou non.

Colère, corps et émotions

Les mécanismes de la colère dépendent autant de phénomènes physiologiques que psychologiques. Quand nous nous mettons en colère, des zones particulières de notre cerveau s'activent, déclenchant des réactions bien connues : accélération du rythme cardiaque, tremblements, rougeurs, etc. La colère entre également en résonance avec d'autres émotions (peur, tristesse, etc.) qui déclenchent elles aussi des manifestations corporelles. Sur le long terme, la colère inhibée, exacerbée ou déguisée peut engendrer du stress, lui-même générateur de maladies et de souffrance. Mieux connaître son corps, mieux analyser ses émotions permet de transformer sa colère et de parvenir à un mieux-être global.

Une tempête dans le cerveau

Le neurophysiologiste Joseph LeDoux explique que le processus de la colère se déroule en trois étapes.

Imaginez que vous venez de planter des fleurs dans votre jardin et vous voyez quelqu'un marcher dessus… Le thalamus envoie d'abord l'information au cortex visuel, puis, par un circuit très rapide, au cerveau émotionnel. Ce dernier évalue très vite l'information et déclenche instantanément une émotion, la colère, et un comportement adapté à la situation, l'attaque. Vous voilà prêt à bondir sur le vandale. Dans un deuxième temps, le cortex visuel analyse en détail les informations, ce qui permet au cerveau de déterminer s'il s'agit d'un acte de vandalisme ou d'une simple maladresse. Vous marquez donc un temps d'arrêt. Ce n'est que lors d'une troisième phase que les informations visuelles sont acheminées vers le cerveau rationnel. Celui-ci évalue la situation et décide d'une stratégie adéquate. Vous apostrophez la personne en lui précisant que ce sont vos fleurs et qu'elle n'a pas dû faire attention.

Pour réagir émotionnellement, seuls douze millièmes de secondes sont nécessaires. Pour évaluer la situation d'un point de vue rationnel, nous avons besoin de deux fois plus de temps.

Un corps en colère

La colère s'incarne physiologiquement par diverses manifestations qui préparent le corps à l'action ou au combat.

Elle se traduit tout d'abord par une augmentation du rythme cardiaque. La respiration s'accélère et s'amplifie, ce qui a pour conséquence une augmentation du volume sonore : nous nous mettons à parler fort. Cette augmentation de l'activité cardiaque induit un afflux de sang vers le haut du corps : nous devenons « rouges de colère », le sang nous « monte à la tête ».

Ensuite, le corps se contracte : nos mains se serrent, se ferment, notre visage se fige : les sourcils froncés et la mâchoire crispée sont les signes les plus évidents de la colère. Cette tension, poussée à son paroxysme, peut déclencher un besoin de relâchement, d'où les cris ou hurlements.

La colère est le plus souvent de courte durée : elle s'estompe après un intense effort physique, ou lorsque l'esprit a trouvé objet de distraction l'éloignant de ce qui l'avait initialement provoquée. Le psychiatre Milton Erickson racontait qu'il avait failli être renversé dans la rue par un homme très pressé, et qui lui avait hurlé : «Vous ne pouvez pas faire attention, qu'est-ce que vous faites là ? » Il lui avait répondu : « Au fait quelle heure est-il ? » L'homme, surpris, avait regardé sa montre et interrompu immédiatement sa colère, lui donnant l'heure. Milton Erickson avait répondu : « Ah oui, très bien c'est important » et s'en était allé. L'homme était resté un moment sans voix. Erickson avait marché lentement jusqu'au bout de la rue, et quelques minutes après, s'était retourné. L'homme continuait de le regarder, sans colère mais le visage empreint de curiosité.

> **Exercice : Et vous qu'avez-vous ressenti lors de votre dernière colère ? Quelles ont été les modifications de votre corps ?**

....
....
....
....
....
....

Colère et jeux vidéo

Les jeux vidéo déclenchent-ils la colère et la violence chez leurs utilisateurs ? La question mérite d'être posée, car les conséquences peuvent être dangereuses sur le plan social. En 2011, Yang Wang de l'université de l'Indiana aux États-Unis a pu répondre à cette question importante ; il a visualisé par imageries les modifications cérébrales induites par la pratique des jeux vidéo violents sur de jeunes adultes : « Au bout d'une semaine de jeux, ils montrent une moindre activation de certaines zones du cortex frontal impliqué dans le contrôle des émotions et de l'agressivité que ceux n'ayant pas joué. Une semaine plus tard, la différence s'estompe. » (*La Recherche*, septembre 2012).

Brad Bushman, de l'université de l'Ohio a réalisé en 2010 une analyse de 136 études qui impliquaient 130 000 participants : « Elle montre que les jeux vidéo violents augmentent les pensées agressives, les sentiments de colère, l'excitation physiologique et les comportements d'agression physique. » Ces effets sont très visibles après quelques minutes de jeu, puis s'estompent quelques heures plus tard.

En positif, les adeptes des jeux vidéo violents montrent une plus grande capacité d'attention que les non-joueurs. De plus, ces jeux améliorent durablement l'acuité visuelle, et ce de façon très rapide : seulement quelques heures, ce qui n'est pas le cas pour les utilisateurs d'autres médias.

Le gain s'avère donc mitigé : d'un côté les joueurs acquièrent des compétences utiles dans la vie quotidienne, mais au prix d'une sécrétion d'adrénaline élevée qui peut conduire à une dépendance, et à des conflits sociaux hors de la zone de jeux ; si les joueurs maintiennent leur activité sur plusieurs jours sans interruption, la conséquence peut être encore plus dramatique : le cerveau faisant peu de différence entre le jeu et la réalité, le stress devient trop intense pour l'individu, et celui-ci risque de vivre alors un *burn out*, un épisode délirant, voire rencontrer la mort.

.../...

> .../...
>
> La question qui se pose pourrait être la suivante : puisque le cerveau met des milliers d'années à évoluer, l'être humain a-t-il besoin de sa dose de colère ou de violence pour se sentir exister au quotidien ? C'était le raisonnement des empereurs romains qui utilisaient les jeux du cirque pour détourner la colère du peuple ; ainsi les jeux présentaient un effet cathartique beaucoup moins risqué pour le pouvoir que les manifestations de mécontents dans les rues de Rome.
>
> Les jeux vidéo sont-ils devenus la traduction sociale moderne des jeux de la Rome antique ?

Liens entre endocrino-psychologie et colère

D'après les travaux du docteur Jean Gautier et de Jean du Chazaux en endocrino-psychologie, les principales glandes endocrines ont aussi leur mot à dire face à la colère. Un sous-fonctionnement ou un surfonctionnement de certaines glandes endocrines semblent présenter des liens avec différents comportements.

Les principales glandes endocrines sont au nombre de quatre : la thyroïde, les glandes surrénales, l'hypophyse, les glandes génitales. Chaque personne est plus ou moins influencée par l'activité de l'une de ces glandes, ce qui permet de définir des « types » glandulaires.

Poser l'hypothèse d'une typologie glandulaire n'implique pas pour chaque « type » un mode unique de fonctionnement : la colère fait appel bien souvent à un subtil mélange physiologique à un instant donné, et telle ou telle glande peut être plus ou moins mise à contribution. Votre caractère, votre niveau émotionnel et attentionnel peuvent aussi jouer dans les réactions que vous présentez en situation tendue. L'expression de votre colère à ce moment-là reste une option parmi d'autres.

La glande thyroïde

Elle est responsable de la recherche d'émotions et de sensations fortes. Les sentiments ont une grande importance pour la personne de type thyroïdien qui sait très bien les traduire en gestes et paroles. Sa colère sera impulsive mais non durable. Bien que vive intellectuellement, elle peut avoir tendance à rester à la surface de ses raisonnements et de ses sentiments. Elle est enthousiaste, sensible, et s'emporte si on la contredit.

Quand la glande thyroïde fonctionne normalement, la personne exprime spontanément sa colère, de façon vive, mais sans violence. Dans les moments de grande excitation sensorielle où la thyroïde est naturellement sollicitée, l'hypersensibilité émotionnelle est déclenchée. Ceci entraîne un comportement assez réactif aux sollicitations émotionnelles et affectives. Chez une personne de type thyroïdien, on peut assister à une colère chaude, brusque et rapide, entraînant un « coup de gueule », voire des propos blessants suivis parfois de repentir. Dès l'excitation passée, la prise de conscience d'avoir un peu exagéré se fait jour.

Dans le cas d'un sous-fonctionnement, naturel ou dû à de trop fortes sollicitations extérieures (comme des contacts relationnels épuisants ou des situations émotionnelles très implicantes), il en sera tout autrement. La thyroïde ayant besoin de repos et de récupération, la personne se montrera passive dans des situations où la colère serait nécessaire. Elle sera fatiguée, indifférente, se déconnectera de ce qu'elle vit. Elle ne pourra alors ni ressentir ni exprimer cette émotion juste de colère saine au moment adéquat[1].

Les glandes surrénales

Elles sont responsables de l'énergie physique au quotidien. Le type surrénalien fait preuve de force dans l'action et de rudesse. Il obéit à son instinct grégaire, ce qui le rend querelleur et peu sensible à autrui. De tendance dominatrice, il réagit par la colère, parfois physiquement, dès qu'il sent que son pouvoir est remis en cause. Sa colère froide est due à la sécrétion d'adrénaline qui est vasoconstrictrice.

Si le système surrénal fonctionne normalement, la personne exprime directement sa colère, avec peu de mots, parfois brutalement. Quand les glandes surrénales sous-fonctionnent ou sont trop sollicitées, la personne au contraire va sous-réagir, au lieu de se mettre dans une colère pourtant justifiée, et se mettre à l'abri en phase de récupération, rompre le contact brutalement, voire s'écrouler[2].

Dans le cas d'un fonctionnement élevé des glandes surrénales, naturel ou provoqué (par exemple par une prise d'amphétamines), l'individu devient hyperréactif aux notions de territoire et de pouvoir, notamment physiquement. Toute tentative de dépossession pourra provoquer chez ce type de personne une colère violente,

---

1. Dans le pire des cas, la tristesse et la peur remplaceront la colère. En effet, ces deux émotions correspondent à des hypofonctions thyroïdiennes, tandis que la colère est une réactivité thyroïdienne réagissant sur la surrénale.
2. En cas d'hypofonction grave des glandes surrénales, comme dans la maladie d'Addison, le sujet a même du mal à soulever le bras, et se trouve donc dans l'incapacité de se mettre en colère

agressive jusqu'à la rage, sans signes avant-coureurs. Après un épisode violent, elle ne s'excusera pas.

La glande hypophyse

Celle-ci régit la raison, le calcul, le sang-froid et donc freine toute manifestation de colère, favorisant ce que l'on appelle la colère froide. La personne influencée par la glande hypophyse réfléchit beaucoup, évalue en détail ses actions, fait preuve de méthode et de logique. Elle privilégie la pensée abstraite, ses moments de colère sont donc rares au quotidien.

Dans le cadre d'un fonctionnement normal de la glande hypophyse, la personne soumise à un épisode colérique analyse son mécontentement, puis l'exprime avec des mots choisis définissant clairement son état d'esprit du moment. Le discours est intelligible, précis, sans ambages. La contrariété a été intellectualisée avant d'être exprimée. À la base de cette colère contenue, il y a souvent une différence d'analyse ou de jugement avec autrui.

Dans le cas où l'hypophyse a été trop sollicitée par un travail intellectuel trop long et intense, la thyroïde, glande de la sensibilité et de l'adaptation, se met au ralenti car elle fatigue, et l'hypophyse ne trouve plus le moyen de réagir par la colère. Épuisée mentalement face à une situation dont la colère devrait logiquement émerger, la personne va se mettre à vouloir convaincre, expliquer à l'excès, « surrationnaliser » pour éviter de se mettre en colère, avec un raisonnement proche de la confusion. Tout sera tenté pour éviter de montrer la colère ressentie comme trop perturbatrice intérieurement.

Quand l'hypophyse fonctionne en excès, elle se trouve trop sollicitée et s'emballe : face à la situation déclenchant la colère, il pourra y avoir sur-mentalisation par réaction à un mot, un geste ; la personne va échafauder un scénario mental, se sentir persécutée, entrer dans un raisonnement en boucle et se montrer blessante par le verbe : petites phrases assassines, dures, au second degré, dites avec une colère souvent froide et sèche. Comme il y aura autojustification des convictions mentales du moment, la personne ne s'excusera pas.

Les glandes génitales

Elles influencent à la fois la reproduction, mais aussi le sens moral, de l'altruisme et du don de soi. D'un côté donc, elles génèrent des tendances reproductrices marquées et de l'autre un idéalisme appuyé concernant autrui et la vie en général. Elles conditionnent les capacités d'adaptation.

Dans le cadre d'un fonctionnement normal de ces glandes, la colère ressentie en cas de perte matérielle de territoire ou d'influence est assumée et exprimée à travers une juste affirmation de soi et de ses idées, avec le recul nécessaire à la prise en compte des intérêts de chacun. L'altruisme nuance voire apaise la colère, car l'intérêt d'autrui apparaît supérieur à l'intérêt personnel et tempère la réaction première d'énervement. De même, la volonté induite par le fonctionnement des glandes génitales permet de lâcher prise à propos du sentiment de colère.

Si les glandes génitales fonctionnent de façon faible, il y aura en revanche une sorte d'inaptitude à la colère sur les thèmes du pouvoir, de la défense de soi et d'autrui. Nous pourrions parler d'impuissance à faire valoir ses droits légitimes et à se mettre en colère, autant qu'une absence d'abstraction, de volonté, d'attention.

Exercice : Mieux utiliser son système glandulaire face à la colère

Choisissez une situation qui vous met en colère, comment réagissez-vous ? Que faites-vous ?

....

....

Dans cette situation de colère, voici maintenant quelques pistes pour réagir différemment :

- La personne à dominante thyroïdienne doit remettre les émotions à leur place, c'est-à-dire ne pas leur laisser occuper tout l'espace, freiner son impulsivité, relativiser, penser aux conséquences d'un mot lancé mal à propos.
- La personne à dominante surrénalienne doit se dominer, se retenir d'agresser autrui physiquement, accepter de perdre du pouvoir et du territoire, car se mettre en colère pourrait peut-être lui faire perdre encore plus !
- La personne à dominante hypophysaire qui a tendance à « surrationnaliser », doit au contraire passer sur un mode plus émotionnel, empathique, ressentir les sentiments d'autrui, se mettre à sa place, et être prête à reconnaître ses torts.
- La personne à dominante génitale doit renoncer à séduire pour gagner un conflit, et doit tenter d'élever le débat avec humanité et dimension ; faire aussi preuve d'altruisme donnera du sens à cet épisode émotionnel.

Trucs et astuces pour gérer sa colère

Lever les yeux aide à se connecter au cerveau cortical, et permet donc de prendre de la distance vis-à-vis de ses émotions situées dans le cerveau limbique.

Se projeter dans cinq ou dix ans permet de relativiser l'impact dans le présent et dans le futur de l'événement actuel qui vous met en colère. En fait, dans cinq ou dix ans, la plupart des choses et événements qui vous mettent en colère aujourd'hui vous paraîtront bien fades. Et si vous adoptiez ce point de vue dès maintenant pour gagner en sérénité tout de suite plutôt que dans cinq longues années ?

Changer de mode de pensée immédiatement : quand vous êtes fixé sur une idée de façon obsédante et que cela vous met en colère, faites diversion avec un autre sujet mental. Une ou deux fois suffisent. Parfois il faut changer entre cinq et dix fois de sujet (au maximum) et votre cerveau finit par lâcher prise. Vous commencez à penser naturellement à tout autre chose, et votre colère disparaît.

Si ça ne fonctionne toujours pas, posez-vous ces trois questions :

- Y a-t-il un message caché derrière ma colère ?
- Quel est le message à comprendre ?
- Maintenant que j'ai la réponse, que faire concrètement ?

La colère et les autres émotions

La colère traduit une volonté de s'exprimer, d'exprimer à l'autre, et à soi en premier lieu, l'insatisfaction d'un besoin.

Les chercheurs ont pu établir le lien qui existe entre les émotions, leur déclencheur et les comportements qui en résultent. L'un d'eux, Paul Ekman, a parcouru le monde et a identifié six émotions fondamentales : la peur, la colère, la tristesse, la joie, la surprise, le dégoût. Paul Ekman a constaté que chacune de ces émotions avait ses particularités et se retrouvait dans toutes les cultures, quelles que soient l'ethnie, la langue, la religion ou les coutumes.

Pour chaque émotion se trouve un déclencheur, un stimulus.

Déclencheur	Émotion	Comportement	Besoin
Danger/menace	Peur	Fuite	Être rassuré Être aidé
Obstacle	Colère	Attaque	Changement Être entendu Réparation
Perte	Tristesse	Repli sur soi	Réconfort
Désir	Joie	Approche	Partager Maintenir
Inconnu/imprévu	Surprise	Sursaut	Un peu de temps
Substance nuisible	Dégoût	Rejet	Se mettre en retrait Distance

Exercice : Prenez conscience de votre ressenti

L'homme dispose de cinq sens : la vue, l'ouïe le toucher, l'odorat et le goût, qui construisent la perception des événements déclencheurs d'émotions.

Lors de votre dernière colère :
Qu'avez-vous vu ?

....

Qu'avez-vous entendu ?

....

Qu'avez-vous ressenti ?

....

38

Qu'avez-vous senti ?

....

Quel goût cela avait-il ?

....

Qu'est-ce que vous vous êtes dit ?

....

Le mécanisme de l'apprentissage associatif

C'est la perception d'un événement surprenant, associée à une émotion et interprété comme inacceptable, qui nous fait réagir. La perception est le décodage de l'information recueillie par les cinq sens : la vue, l'ouïe, le toucher, le goût et l'odorat. Cette information est transmise à l'hypothalamus qui traduit l'information en fonction des stockages d'informations déjà encodées : l'apprentissage émotionnel est associatif.

La célèbre expérience d'Ivan Pavlov met en évidence l'apprentissage des émotions, qu'il a appelé conditionnement. La perception d'un morceau de viande par un chien (odeur, vue… puis goût) provoque en lui de la joie. Chaque fois que le chien voit et sent cette viande, il ressent cette joie qui devient désir à sa seule vue. En deuxième partie d'expérience, Pavlov, à chaque présentation de la viande au chien, fait sonner simultanément une clochette. Il renouvelle l'expérience maintes fois créant ainsi l'association viande-clochette-désir. Pour la troisième et dernière partie de l'expérience, Pavlov fait juste sonner la clochette et le chien se met à saliver, faisant la preuve de son sentiment de joie. On dit alors que la sonnette joue le rôle d'un ancrage.

Imaginons la colère du chien, s'il pouvait se dire que Pavlov faisait sur lui une expérience qui le prive de sa viande !

Comme toute émotion, la colère est une réaction à un événement, mais pas à un événement en soi. La colère est toujours le résultat d'une interaction entre une attente, un désir (la viande dans l'expérience de Pavlov) et un événement contraire. C'est l'obstacle au désir, notre incapacité à accepter la frustration, qui déclenche la colère. Selon le psychologue Boris Guimpel : « La colère apparaît quand la réalité ne correspond pas à notre attente de nous-mêmes ou des autres. Sa fonction est donc de nous informer mais surtout d'informer l'autre qu'on n'est pas satisfait, qu'il doit réagir pour correspondre à notre désir. C'est un impératif qui est là annoncé, une obligation à remplir, la possibilité d'un refus n'est pas envisageable. »

La question à se poser est de savoir si les attentes sont réalistes. Les colères sont « normales » et « utiles ». Mais elles deviennent pathologiques quand elles sont causées par des interprétations et des anticipations inadaptées. Par exemple, si je suis frustré parce qu'il fait froid et qu'il pleut, je peux être en colère car j'ai froid, je suis mal vêtu et je n'ai pas de toit. Dans ce cas, l'attente d'un vêtement, de rentrer chez moi est réaliste, alors que l'exigence d'un soleil brillant immédiatement en automne est irréaliste.

Exercice : Analysez vos attentes

Lors de votre dernière colère, pouvez-vous identifier quel a été le désir frustré ?

....

....

....

L'attente était-elle réaliste ?

....

....

Si elle ne l'était pas, quelle serait l'attente qui serait plus réaliste ? Qu'est-ce qui finalement est le plus important pour vous ?

....

....

La colère peut aussi se tourner contre soi : « Je n'ai pas fait ce qu'il faut, j'aurais dû savoir, on me l'avait pourtant bien dit. » La colère tournée contre soi peut en rester à ce stade : « Je n'aurais pas dû. » Elle peut se transformer en honte quand le jugement négatif est porté sur l'ensemble de sa personne (« je suis nul ») ou en culpabilité (« C'est ma faute. ») La responsabilité de la frustration n'est plus imputée à l'autre ou à la situation, mais à soi.

Il n'est pas simple de retrouver le contact de ces désirs et de ses souhaits, cela peut prendre du temps, car il convient de s'autoriser à être important. C'est aussi s'autoriser à sortir des prescriptions convenues et des soi-disant obligations sociales.

La colère, est une façon violente de s'autoriser cela, une façon maladroite de dire ses droits d'exister et d'être. Pour celles et ceux qui n'osent affronter les pressions sociales la colère devient « sourde » et autodestructrice.

Exercice de détente

L'apprentissage émotionnel est associatif (expérience de Pavlov). Il est inconscient, mais peut également se « programmer » consciemment. Il est appelé ancrage en programmation neuro-linguistique.

- Allongez-vous ou installez-vous confortablement.

- Détendez tous les muscles en commençant par vos pieds jusqu'au visage : sentez vos pieds dans vos chaussures, faites remonter vos sensations conscientes jusqu'à vos mollets, vos jambes, votre bassin, votre dos, votre tête, votre visage. Puis redescendez vers votre gorge, votre thorax et enfin votre ventre, près du nombril. Votre corps est enfin souple et détendu.

- Retrouvez en pensée un endroit agréable où vous auriez envie de vous rendre. Cet endroit peut vous être connu ou inconnu. Acceptez ce qui vient à votre esprit.

- Visualisez cet endroit aussi précisément que possible, regardez les images qui vous viennent, les couleurs, la distance qui vous séparent des objets présents dans cet endroit, regardez les détails qui vous apparaissent et la luminosité de cette scène. Les images qui vous apparaissent sont-elles floues, assez nettes ou bien en « HD » (haute définition) ?

- Voyez-vous par vos yeux les choses autour de vous ? Ou bien vous regardez-vous de face, de profil ou de dos dans la situation ?

- Écoutez les sons qui vous viennent s'il y en a. Ces sons sont-ils nets ? Forts ou faibles ? Lents ou rapides ? Continus ou discontinus ? Il peut s'agir de sons de la nature, de voix humaines, ou bien encore de musique.

- Ressentez les sensations et émotions de bien-être liées à ce que vous faites dans cet endroit. Il est possible que vous ayez des sensations au bout des pieds, des mains, ou sur une autre partie du corps.

- Associez-vous à la sensation agréable que vous éprouvez tandis que vous renforcez vos images, vos sons et vos sensations, la détente s'approfondit progressivement ; si vous le pouvez, renforcez encore ces sensations et cette émotion agréable.

- Maintenant, choisissez un point de votre corps où vous allez appuyer de manière à « mémoriser » cette émotion de détente et de bien-être. Dès que vos sensations sont bien ressenties, et que votre émotion est bien présente, appuyez sur ce point pendant 10 secondes.

- Relâchez le point puis appuyez à nouveau une ou deux fois pendant 10 secondes ; les mêmes sensations et émotions de bien-être vont se manifester, et vous sentirez très vite une amélioration de tout votre être. Vous venez de « programmer » la détente en vous. Dès maintenant, vous avez une clé d'accès simple et facile à utiliser en tout temps et en tous lieux. Associer un geste à une émotion est possible car notre cerveau procède à des associations en permanence : ici un stimulus (le geste d'appuyer sur un point) va déclencher une réaction : la détente.

Maintenant que vous maîtrisez un programme de détente efficace face à la colère, voici un autre exercice qui va vous aider à prendre de la distance vis-à-vis de cette émotion qui peut vous faire souffrir et parfois vous paralyser. C'est un exercice très utile pour les « colères rebelles » qui résistent et se maintiennent malgré l'exercice de détente précédent.

Exercice : Prendre du recul vis-à-vis de sa colère

Installez-vous confortablement dans un endroit calme. Repensez à une situation où vous avez ressenti beaucoup de colère en vous, et pour laquelle vous souhaitez faire baisser la pression émotionnelle. Sans doute voulez-vous prendre du recul face à cette colère qui monte ou qui revient lorsque vous repensez à cet événement.

Identifiez votre état à ce moment-là et repérez ce qui déclenche cette émotion douloureuse de colère. Est-ce une image, un son, une sensation ?

....

Pouvez-vous décrire avec précision cette image au niveau des couleurs, de la luminosité, de la netteté de celles-ci ?

....

Pouvez-vous identifier les sons au niveau des tonalités, du volume, du rythme, des silences présents dans la discussion à ce moment-là ?

....

Quelles sont les sensations que vous ressentez ? Pression, chaleur, fraîcheur, densité, écrasement, vide, force, faiblesse ? Où ressentez-vous ces sensations : dans le haut du corps, dans le bas du corps, à un endroit précis ?

....

Maintenant retrouvez un état de calme, de confiance en vous-même. Installez-vous dans cet état tranquillement en repensant aux images agréables, aux sons plaisants et aux sensations de confiance associées à ce moment.

Puis appuyez sur votre corps à un endroit que vous choisissez pour « mémoriser » cet état. Par exemple le genou, la main, ou le coude. Restez en pression douce sur ce point choisi pendant environ 10 secondes.

Installez mentalement devant vous et assez loin de vous un petit écran de cinéma sans image pour l'instant.

Toujours assis confortablement, commencez maintenant à projeter le film de cette expérience difficile sur l'écran tout en appuyant en continu sur le point choisi précédemment.

Laissez le film se dérouler tranquillement, et en cas de difficulté émotionnelle, arrêtez-le, respirez profondément et appuyez plus fortement sur le point de contact. Puis reprenez le film jusqu'à la fin. Souvent, la preuve que le film se termine est que vous voyez le mot « Fin » apparaître sur votre écran mental.

Maintenant que le film est fini, repassez-le en arrière, en noir et blanc, et sans le son, puis en avant, ou bien en accéléré avec une petite musique. Il est devenu sans doute plus flou et votre ressenti est devenu plus léger, vous êtes maintenant plus détaché de cette situation qui vous oppressait.

Arrêtez d'appuyer sur votre point de contact. Vous avez réussi à prendre du recul vis-à-vis de ce moment qui était auparavant difficile à vivre. Vous vous sentez plus calme et détaché de votre émotion de colère. Il est possible que vous ressentiez maintenant un état d'indifférence relative vis-à-vis de cette situation.

44

Le stress et la colère

Le stress, comme la colère, est un signal d'alarme de l'organisme pour aider à s'adapter avant d'avoir à penser.

Si trop de colère réprimée est emmagasinée, le risque de mal gérer le stress et de courir à la déprime augmente, alors que la colère libère une foule d'hormones, dont l'adrénaline, qui favorise l'action. Trop de stress mal géré aggrave les frustrations, les blocages et colères. Un cercle vicieux s'installe alors. Ces stress, sont par exemple dus au manque de soutien communautaire pour les parents isolés ou se manifestent chez les professionnels harcelés ou ignorés. La colère s'intensifie avec le sentiment de ne pas être aimé, un entourage plus restreint, des relations interpersonnelles de plus courte durée, et des rencontres moins fréquentes avec son entourage.

Il est essentiel de bien gérer son stress, pour mieux traiter ses colères. Après avoir rapidement défini le stress et compris ses mécanismes, vous pourrez travailler sur différents registres pour réussir à le gérer : l'ancrage volontaire à une émotion agréable, et la respiration. Ces notions vous permettront d'acquérir des techniques simples et utilisables en toutes circonstances.

| Exercice : Et vous, où en êtes-vous avec votre stress ?

Reconnaître et suivre l'évolution de ses signes est un bon moyen de mieux gérer et prévenir le stress chronique : l'énervement, l'impatience et tous les sentiments dérivés de la colère sont des signes que l'on peut percevoir précocement.

À vous de compléter ce tableau, d'énoncer les signes qui sont chez vous les plus courants en situation de stress, et de chercher à les mettre dans la colonne correspondante.

Signes précoces	Signes avancés	Symptômes
Augmentation du rythme cardiaque Agacement	Colère Insatisfaction du travail réalisé Impression que l'on ne pourra jamais y arriver	Claque ou cri

Verbaliser les sentiments pour une douleur moins intense

Les colères exacerbées, inhibées ou déguisées peuvent déclencher, si elles sont répétées durant de longues années, des maladies cardio-vasculaires, mais aussi des maux de tête ou de ventre, de l'asthme, de l'arthrite, de l'hypertension, des ulcères, des insomnies, de l'obésité ou des maux de dos.

Mettre nos sentiments en mots – parler avec un ami, un thérapeute, écrire dans un journal intime – nous aide à nous sentir mieux. Une étude basée sur l'imagerie cérébrale, réalisée à l'université de UCLA par Matthew Lieberman révèle pourquoi. À la vision d'une photo d'un visage en colère ou qui ressent de la peur, l'activité dans l'amygdale[1], une région du cerveau, est augmentée. Cela sert d'alarme pour activer une cascade de systèmes biologiques afin de protéger le corps en cas de danger. Mais « lorsque vous attachez le mot "colère" à l'image, vous observez une diminution de la

____

1. L'amygdale est un noyau (pair) au centre du cerveau qui déclenche la détection des émotions et l'analyse de l'environnement *via* les stimuli sensoriels.

réponse de l'amygdale », a déclaré Lieberman. Une autre région du cerveau est plus active : le cortex ventrolatéral. Cette région est située derrière le front et les yeux et a été associée à la pensée en mots sur les expériences émotives. De la même façon que l'on appuie sur le frein lorsque l'on est au volant, lorsque l'on met en mots les sentiments, les freins sont mis sur vos réactions affectives.

Exercice : Mettre des mots sur les émotions

Dans la liste ci-dessous, attribuez pour chaque mot : 0 quand vous ne l'utilisez pas, 1 quand vous l'utilisez parfois, 2 quand vous l'utilisez souvent. Enfin, entourez ceux que vous aimeriez ajouter à votre vocabulaire.

Peur	Colère	Tristesse	Joie
Agité	Agacé	Abattu	Affectueux
Angoissé	Amer	Affligé	Agréable
Anxieux	Choqué	Apathique	Aimé
Chancelant	Contrarié	Blessé	Allègre
Coincé	Critique	Découragé	Amical
Confus	Détesté	Dégoûté	Amoureux
Coupable	Dur	Déprimé	Bon
Craintif	Énervé	Désespéré	Chaleureux
Défensif	Envieux	Désolé	Chanceux
Démuni	Excité	Détaché	Confortable
Désorienté	Fâché	Embarrassé	Décontracté
Dévalorisé	Furieux	Ennuyé	En communion
Effrayé	Frustré	Fatigué	En forme

.../...

Peur	Colère	Tristesse	Joie
Émotif	Hostile	Honteux	En harmonie
Faible	Hystérique	Humilié	En sympathie
Fourbe	Insatisfait	Inadéquat	Enthousiaste
Harcelé	Jaloux	Inintéressé	Exubérant
Humble	Mécontent	Isolé	Gai
Incertain	Mesquin	Laid	Heureux
Inhibé	Protestataire	Léthargique	Intense
Modeste	Provoqué	Mal à l'aise	Joyeux
Nerveux	Rancunier	Malheureux	Libre
Paniqué	Renfrogné	Négligé	Merveilleux
Perdu	Révolté	Nostalgique	Optimiste
Pessimiste	Sauvage	Rejeté	Passionné
Plein d'appréhension	Sous pression	Sot	Plein d'espoir
Timide	Suffisant	Triste	Ravi
Timoré	Trahi	Vaincu	Reconnaissant
Tendu	Trompé	Vide	Satisfait
Troublé			Tendre

Exercice : Travailler sur l'échelle de la colère

De l'agressivité à la fureur, l'insatisfaction se mesure sur différents degrés.

- **L'agressivité** est synonyme de colère. Mais elle désigne aussi l'énergie mise au service de la satisfaction.
- **Le mécontentement** est une émotion simple indiquant l'insatisfaction.
- **La déception** désigne un mécontentement éprouvé lorsqu'une attente n'est pas comblée.

- **L'agacement** s'apparente à un léger mécontentement dû à un dérangement, à une contrariété.
- **L'irritation** est une colère de faible intensité, mais plus forte que l'agacement.
- **L'écœurement** traduit une colère signalant qu'on en a assez.
- **L'indignation** est une forme de révolte déclenchée par une action qui heurte gravement nos valeurs.
- **L'exaspération** est le signe que nous sommes à la limite de ce que nous pouvons supporter. C'est un mélange de colère et d'énervement.
- **La détestation** est synonyme d'aversion.
- **Abhorrer** c'est avoir en horreur. Ce sentiment traduit une haine particulièrement forte.
- **Fulminer** signifie exploser d'une colère intense.
- **La fureur** désigne aussi une colère très intense.

Dans le tableau suivant listez vos dernières colères ou insatisfactions éprouvées et évaluez-les par une note en fonction de leur intensité. Puis décrivez pour chacune le comportement que vous avez manifesté.

Situation (lieu, date, heure...)	Émotion : colère (échelle de 1 à 10)			Comportement
	De 1 à 3 : faible	De 4 à 7 : moyen	De 7 à 10 : fort	
Au travail				
En famille				
Dans le sport				
En société				
En amitié				
En amour				
Seul avec vous-même				

Votre comportement correspond-il à votre niveau de colère ?

....

....

Quel est celui que vous souhaitez changer ?

....

....

La colère : une émotion comme une autre… et pas comme une autre

Rappelons-le, les émotions signalent un niveau de satisfaction – propre à chacun en fonction du regard que nous portons sur le monde – éprouvé face à l'environnement extérieur (une personne, une situation) ou intérieur (ce qui se passe en soi). Elles renvoient à des réactions intérieures plus ou moins fortes et intenses qui s'accompagnent de réactions physiologiques et physiques plus ou moins vives. Elles possèdent leur expression corporelle propre, sont généralement ponctuelles. Elles sont des incitations à l'action. Lorsqu'elles sont agréables, nous avons tendance à y prêter moins attention, mais quand elles nous dérangent, la plupart d'entre nous faisons tout ce que nous pouvons pour nous en débarrasser.

En ce sens, la colère est une émotion comme une autre : elle n'est ni positive ni négative par elle-même, c'est une donnée qui signale le niveau d'insatisfaction éprouvé face à une situation, une personne, ou soi-même. Elle est pour la plupart d'entre nous déplaisante, son intensité peut être difficile à supporter, elle surgit soudainement, et peut nous envahir, se traduit par des signes corporels qui lui sont propres. Mais à ce titre elle est, comme les autres, très utile puisqu'en y étant attentifs, nous pouvons découvrir ce qui nous fait réagir de cette manière inhabituelle. Elle nous éclaire sur ce qui empêche notre satisfaction et elle appartient à la catégorie des émotions qui donnent de l'énergie pour l'atteindre.

En revanche, elle diverge des autres émotions car, pour se mettre en colère, trois facteurs interagissent nécessairement :

- Un élément déclenchant ;
- Des pensées focalisant sur « comment les choses devraient être » ;
- Le besoin de sentir que j'ai le pouvoir d'agir et de changer les choses.

Pour Carol Tavris[1], une activation hormonale ne suffit pas à provoquer une émotion : « la présence d'un facteur psychologique est indispensable pour qu'un emportement se transforme en colère, un doute en peur, une détresse générale en dépression ou en fureur. L'adrénaline ne devient pas hormone de colère tant qu'elle n'est pas associée à une provocation, à un sentiment d'injustice ou à une interprétation spécifique des événements. »

La colère est donc étroitement liée à notre manière de percevoir et de penser. Et si elle est utilisée comme un signal d'alarme (au même titre que la honte et la culpabilité qui en revanche s'exprimeront plutôt par des comportements de retrait), alors c'est une émotion très utile qui permet de prendre conscience de la nécessité de se relier à soi-même afin de dépasser la logique instinctive dominant-dominé et de favoriser une meilleure coexistence des intérêts de chacun.

---

1. *Anger : the misunderstood emotion*, Paperback, 1998.

Colère, indignation et honte

En Inde, la colère et la honte sont parfois associées. Dans la tradition indienne, ces deux sentiments viennent de l'indignation. Lorsque vous estimez ne pas être traité par autrui comme vous devriez l'être, vous vous sentez offensé ; cette colère ressentie comme juste à vos yeux vous libère d'un poids. Cette libération est plaisante à ressentir dans ce cas-ci. Pour les Indiens, cette réaction vis-à-vis de l'extérieur peut se doubler d'une réaction vers l'intérieur : un ressenti de honte.

Dans l'Inde ancienne, l'indologue Charles Malamoud identifie trois points d'ancrage : le roi, le brahmane, la population. La colère, pour le roi, est à deux faces : d'un côté il s'agit d'une mise en garde contre ses passions, de l'autre, il est question de colère royale liée à l'évaluation perpétuelle de situations extérieures ne manquant pas de provoquer l'indignation. Cette colère violente encourageant l'action du roi.

Cette colère permet de se défendre, de se venger, de faire peur, de tuer qui envahit le royaume. « Pour faire obstacle au mal, il faut en permanence avoir la colère pour compagne » selon C. Malamoud. Si le roi ne cède pas aveuglément à ses passions, cette colère est donc « juste ».

La colère du brahmane ascétique est autre ; celui-ci réagit plutôt de façon colérique quand il estime être traité injustement : donateurs non souhaités, dons inadaptés, procédure impropre, dons « commerciaux » déclenchent son courroux. De même, l'ascèse qui impose un contrôle élevé au corps peut déclencher le feu destinateur d'une colère « organique ». La parole du brahmane étant sacrée, ses mots n'en sont que plus ravageurs sur autrui.

Pour ce qui concerne la colère de la population, *kopa* ou *knodha*, celle-ci intervient quand le peuple souffre trop et se manifeste lors de protestations, de rébellions, de destruction du roi.

.../...

... / ...

La colère apparaît aussi dans « les trois portes de l'enfer » que sont, d'après les textes indiens, le désir, la colère et la paresse. Dans les Mandalas, le désir est souvent représenté par le serpent, la colère par le coq, et la paresse par le cochon. Deux autres vices s'ajoutent à ceux-ci selon un autre texte, il s'agit de l'égarement et de l'avidité.

Enfin si l'on considère les hymnes védiques, un dieu, Mongu, porte un nom qui signifie colère ou courroux. C'est un dieu des commencements, une force « née d'elle-même », une « intention première », invoquée souvent au début d'une action guerrière. Le dieu créateur, Piajâpati, est quant à lui animé par le désir (*kima*). Il travaille spirituellement, s'échauffe. De cette colère associée à cette volonté, de cette « ferveur ascétique » naît le monde.

L'expression de la colère

Fait surprenant et paradoxal, la colère fait partie des émotions que notre société contribue largement à entretenir tout en la condamnant tous les jours ! L'expression de la colère serait sexuelle, c'est-à-dire qu'elle varierait selon les normes sociales attribuées aux hommes et aux femmes.

Depuis la publication en 1949 du *Deuxième Sexe* par Simone de Beauvoir, figure du féminisme moderne, le conditionnement social des garçons et des filles a certes évolué mais il n'en demeure pas moins que notre système éducatif, sociétal et économique continue d'entretenir l'idée que l'homme doit être fort, capable de défendre sa virilité et exprimer le moins possible ses sentiments (« pleure pas, t'es pas une fille », « même pas mal »…). À travail égal correspond encore rémunération inégale, et de nombreuses autres inégalités renforçant une logique dominant-dominé sont toujours existantes.

Un homme peut être contrarié, stressé et souffrir. Mais parce qu'il a été amené à mettre de côté toute une partie de lui-même assez tôt, ses sentiments, sa vulnérabilité d'être humain, alors qu'il était par ailleurs encouragé à exister essentiellement par l'expression de sa force physique et mentale, il n'a pas toujours accès à autre chose pour libérer ces ressentis qu'à cette fameuse colère. Le pas est alors vite franchi en direction d'une expression non « apprivoisée », d'une agressivité mal maîtrisée, d'une forme de violence.

Pour les femmes, toute expression de colère, dès le plus jeune âge, est souvent très vite découragée. En conséquence, plus tard dans des échanges difficiles entre un homme et une femme – l'exemple du couple est représentatif –, les hommes sont plus susceptibles d'être les agresseurs (dominants) alors que les femmes seront plus souvent celles qui subissent (dominées). Sommes-nous condamnés en entretenir cette logique dominant-dominé réactive et destructrice aussi bien physiquement que psychologiquement ?

Grâce à notre énergie et notre capacité individuelle à réfléchir, à ressentir, à décider pour nous-mêmes et à nous exprimer, tout en développant en conscience l'utilisation de ces capacités, nous pouvons passer d'un mode réactif à un mode actif de relations collectives plus apaisées.

Commençons par ne pas nous enfermer dans des préjugés réducteurs hommes/femmes (ou autres), et regardons pourquoi certaines personnes, face à une même situation, réagiront avec empathie et d'autres réagiront en « se mettant en colère ». Le psychologue

Marshall Rosenberg[1] – pour lequel l'essentiel est l'intention basée sur notre manière de penser – identifie trois raisons :

- Le langage que notre environnement proche nous a appris à utiliser.

- Comment notre environnement nous a appris à penser et à communiquer.

- Les stratégies spécifiques que nous avons apprises pour influencer les autres et dont nous avons éprouvé l'efficacité puisqu'elles étaient en quelque sorte encouragées[2].

Mais certains individus ne passeront jamais, ou bien en partie, au stade du développement intellectuel qui leur permettrait une expression verbale adéquate de leurs émotions. Ils continueront à avoir besoin d'« agir » pour extérioriser cette « énergie » – inqualifiable et pourtant si vivante – de manière concrète. Le mode d'expression de cette énergie/colère provient donc d'un « apprentissage » dont le « ne-pas-avoir-appris-à-verbaliser » fait partie.

Ces réponses « apprises » nous ont servi à un moment donné pour nous protéger et pouvoir « survivre ». Elles sont ensuite devenues en quelque sorte une mécanique qui se met en place automatiquement dès qu'une situation « stimulus » survient.

---

1. Psychologue – élève de Carl Rogers – à l'origine de la Communication NonViolente (CNV). *Les Mots sont des fenêtres (ou bien ce sont des murs)*, Paris, La Découverte, 2004. Voir chapitre 3 : « Les principes de la CNV ».
2. Les enfants repèrent très vite la manière de leurs parents de gérer la souffrance et l'intègrent à leurs propres modes de comportements : « J'ai vu que maman pleurait quand papa la grondait, et que tout de suite après, papa la prenait dans ses bras. Je fais pareil, ça marche, pourquoi ne pas continuer ? »

S'il est vrai que l'agressivité semble à la fois soulager et donner des résultats (« Oui mais ça fait du bien sur le moment de s'énerver, et en plus, il y a des gens qui ne comprennent que ça ! »), ce n'est en fait qu'un soulagement momentané amenant un résultat tout à fait illusoire à terme. Les réactions non maîtrisées de colère se nourrissent en réalité, de manière inconsciente, d'un sentiment d'impuissance qui évolue en quatre étapes.

1. L'inconscient se dit : « Ça va à l'encontre de ce qui devrait être. Cela me pose problème et provoque en moi une forme de souffrance jusqu'à un certain point. »

2. Puis il se dit : « C'est la faute de l'autre si je ressens cela, et puisque c'est sa faute, c'est à l'autre de se rendre compte qu'il a tort, voire de trouver une solution à mon problème. » La colère a alors émergé.

3. La colère s'exprime ensuite par un comportement réactif et excessif.

4. Puis, se heurtant à une résistance et/ou à un repli sur soi de l'autre, l'inconscient se sent frustré, et reprend sa boucle : « Ce n'est pas comme ça que ça devrait être. Cela me pose problème et me fait souffrir jusqu'à un certain point », etc.

L'ensemble de ce cycle est déclenché par une seule pensée : « Je ne devrais jamais éprouver de la souffrance, or je souffre, donc c'est à toi de résoudre mon problème car tu es responsable de ma souffrance. »

Exercice : Évaluez le coût relationnel de votre colère

Après chaque question :

1. Décrivez en quoi votre colère vous affecte.
2. Précisez comment, dans ce type de relations, vous extériorisez habituellement votre colère :
   - Menaces physiques
   - Menaces affectives
   - Reproches, accusations
   - Critiques, dénigrements
   - Insultes, injures
   - Grossièretés, obscénités
   - Dépréciations, sarcasmes, ironie
   - Dévaluations, négations
   - Repli sur moi
   - Refoulement
   - Autre (précisez)

En quoi ma colère affecte-t-elle mes relations professionnelles ?

....

Dans ce cadre, j'extériorise habituellement ma colère par...

....

En quoi ma colère affecte-t-elle mes relations avec ma famille ?

....

Dans ce cadre, j'extériorise habituellement ma colère par...

....

En quoi ma colère affecte-t-elle mes relations amoureuses ?

....

Dans ce cadre, j'extériorise habituellement ma colère par ....
....

En quoi ma colère affecte-t-elle mes relations avec mes enfants ?
....

Dans ce cadre, j'extériorise habituellement ma colère par ....
....

En quoi ma colère affecte-t-elle mes relations avec mes amis ?
....

Dans ce cadre, j'extériorise habituellement ma colère par ....
....

En quoi ma colère affecte-t-elle mes autres relations ? (citez les personnes)
....

Dans ce cadre, j'extériorise habituellement ma colère par ....
....

L'expression la plus courante de la colère par l'agressivité verbale ou physique est un mécanisme de défense qui permet de faire porter à l'interlocuteur ou à la situation la responsabilité de ce qui se déroule chez soi, et ainsi de bloquer l'accès à des sentiments douloureux : angoisse, humiliation, perte, frustration, sensation de vide, impuissance, tristesse, déception… Tous ces sentiments sont en réalité issus de la peur commune de souffrir et cachent des besoins fondamentaux communs à tout être humain[1].

---

1. Marshall Rosenberg rejoint les travaux de l'économiste Manfred Max-Neef qui met en évidence neuf besoins humains fondamentaux : subsistance, protection, affection, compréhension, participation, plaisir, création, identité, liberté.

Il est difficile de renoncer à la colère lorsqu'on a appris à l'utiliser comme moyen de défense protégeant des peurs personnelles[1] (peur d'être insignifiant, d'être incompétent, d'être non aimable) et interpersonnelles (peur d'être ignoré, d'être humilié, d'être rejeté) que nous préférons ne pas éprouver. L'agressivité nous protège contre nous-mêmes et non des autres et en ce sens la colère est à la fois protectrice mais néfaste.

La colère protectrice mais néfaste

Les modifications hormonales qui accompagnent la colère déclenchent cinq processus importants de réactions face à une situation qui contrarie, stresse et fait souffrir :

- Un sentiment de puissance : sentiment développé dès notre plus tendre enfance qui contribue à notre besoin de contrôler notre environnement.

- La conviction de son bon droit : conviction développée aussi dès notre plus tendre enfance dans laquelle l'intensité du besoin justifie le désir que quelqu'un le satisfasse. Elle résulte d'une confusion entre désir et obligation.

- Un égocentrisme adaptatif : quoi que nous fassions, nous le faisons toujours dans une logique d'intérêt personnel lié à des besoins d'exister, d'être reconnu et d'être apprécié.

- L'énergie de faire face : le carburant du moteur de notre survie.

---

1. Pour une approche approfondie sur les peurs et les mécanismes de défense, cf. Will Schutz, *L'Élément humain*, Paris, InterÉditions, 2006.

- Le vecteur de la colère est toujours dirigé vers l'avant : c'est la caractéristique de l'énergie de faire face qui nous pousse vers la survie.

Mais, si la colère nous fait croire qu'elle est protectrice, elle réduit en réalité nos possibilités d'agir et nous empêche de prendre les mesures adéquates : elle empêche de traiter la cause de la peur, de gérer la petite voix intérieure qui n'arrête pas d'alimenter les critiques et les jugements, de prendre les bonnes décisions, de vivre une perte, de résoudre un problème. De plus, elle développe une sensation de vide.

La colère masque la douleur sans modifier quoique ce soit à la situation. Dans le meilleur des cas, elle procure une réduction passagère de la tension. Son expression par la violence est un moyen d'arriver à nos fins en nous appuyant non pas sur nos propres forces, mais sur la faiblesse ou la vulnérabilité de l'interlocuteur.

Exercice : Évaluez le coût personnel de votre colère

Après chaque question :
1. Décrivez en quoi votre colère vous affecte.
2. Précisez comment vous extériorisez votre colère :
   - Menaces physiques
   - Menaces affectives
   - Reproches, accusations
   - Critiques, dénigrements
   - Insultes, injures
   - Grossièretés, obscénités

- Dépréciations, sarcasmes, ironie
- Dévaluations, négations
- Repli sur moi
- Refoulement
- Autre (précisez)

En quoi l'expression de ma colère affecte-t-elle ma santé et mon bien-être physique et psychique ?

....

Dans ce cadre, c'est parce que j'extériorise ma colère par................................

....

En quoi l'expression de ma colère m'a déjà mis(e) en péril ?

....

Dans ce cadre, c'est parce que j'ai extériorisé ma colère par................................

....

En quoi l'expression de ma colère affecte-t-elle mes moyens financiers ?

....

Dans ce cadre, c'est parce que j'extériorise ma colère par................................

....

En quoi l'expression de ma colère affecte-t-elle mon code personnel de l'éthique ?

....

Dans ce cadre, c'est parce que j'extériorise ma colère par................................

....

En nous empêchant d'affronter nos peurs, la colère ne nous permet pas d'accéder à nos besoins les plus profonds et ainsi de trouver une stratégie adéquate pour les satisfaire tout en maintenant la relation à l'autre.

La raison d'être de la colère : notre mode de penser

La finalité de la colère est d'atténuer quatre types de stress :

- Les émotions douloureuses (anxiété, perte, dépression, humiliation, culpabilité, honte, sentiment d'échec, d'inadéquation et de médiocrité).
- Les sensations douloureuses (pression de rythme, douleurs physiques, hyperstimulation, tension musculaire, fatigue et surmenage).
- Les pulsions réprimées (les désirs frustrés, « la vie est trop injuste », la sensation d'être contraint).
- Les menaces (sensation d'être agressé, d'être dépassé, d'abandon).

S'il existe des stratégies alternatives à la colère pour réduire le stress (pleurer, faire de l'exercice, se jeter dans le travail, faire de l'humour voire de l'ironie, écrire, faire des exercices de relaxation, verbaliser son stress, se détendre, faire l'amour, manger, boire, travailler à la résolution d'un problème, battre son matelas ou son oreiller, écouter de la musique, se reposer…), la colère commence toujours par un stress qui force la réaction. Mais ce stress « douloureux » n'est pas une cause suffisante de colère. Seul, il ne met « que » dans un état de souffrance chronique. Si le stress se transforme en colère, c'est parce qu'on se concentre en même temps sur des pensées déclenchantes de type « il faudrait… », « je devrais… » ou sur des reproches. Seules, ces pensées déclenchantes produiront des jugements qui ne déboucheront pas forcément sur de la colère. Deux équations peuvent donc rendre compte de la colère :

Stress douloureux + Pensées déclenchantes = Colère

ou

Pensées déclenchantes + Stress douloureux = Colère

Les sources de colère les plus fréquentes

Des expériences ont montré qu'au moins la moitié des accès de colère sont associés à la solitude, à un désir ardent (de nourriture, de paix, de stimulation, de sens, etc.) et à la fatigue. Les autres facteurs les plus courants sont la pression, la déception, la transgression des règles et l'interruption.

Il est donc beaucoup plus efficace de travailler sur ces facteurs directement, comme un problème à résoudre, plutôt que de tenter de « recouvrir » la souffrance engendrée par un bouclier de colère. Il conviendra alors de se poser des questions comme par exemple :

- Qu'est-ce que je ressens ? Suis-je fatigué ou dans un mauvais état physique ?
- Ai-je juste besoin de repos ?
- Pour satisfaire ce besoin de repos, est-ce que la meilleure réponse serait de m'asseoir un moment ? de faire une pause ? de dormir ? de me relaxer ?
- Ou ai-je un besoin de contact ?
- Et donc, est-ce que cela m'aiderait si je parlais à quelqu'un maintenant ?

Exercice : Les types de situations où vous avez du mal à gérer votre colère

Cet exercice permet de se recentrer sur ce dont on est soi-même comptable, de clarifier son propre rôle dans sa relation à l'autre.

Cochez les trois types de situations qui ont le plus d'impact sur vous.

☐ Colère envers les personnes que vous managez

☐ Colère envers les figures d'autorité

☐ Colère envers votre conjoint/partenaire/amoureux

☐ Colère envers vos enfants

☐ Colère envers vos amis proches

☐ Colère envers des étrangers (vendeurs, réceptionnistes…)

☐ Colère envers vos parents

☐ Colère lorsque vous vous sentez critiqué

☐ Colère lorsque vous ne vous sentez pas respecté

☐ Colère lorsque vous vous sentez blessé

☐ Colère lorsque vous sentez qu'on vous met la pression pour faire quelque chose

☐ Colère lorsque vous vous sentez humilié

☐ Colère lorsque vous êtes déçu

☐ Colère lorsque vous vous sentez frustré

☐ Colère lorsque vous vous sentez menacé

☐ Colère lorsque vous vous sentez coupable ou que vous avez tort

☐ Colère lorsque vous craignez que quelque chose se passe mal

☐ Colère lorsque vous êtes fatigué, dépassé, poussé dans vos retranchements

☐ Colère lorsque les autres ne sont pas à la hauteur de vos attentes

☐ Colère lorsque les autres ne vous écoutent pas

☐ Autre (précisez)

Pour chacune des trois situations sélectionnées, identifiez ce qui suit :

• Qu'est-ce qui est désagréable dans cette situation et qui provoque un stress, un sentiment de souffrance jusqu'à un certain point ?

....

....

....

- Quelles sont vos pensées déclenchantes : les jugements ou reproches que vous faites à la personne ou à vous-même ?

....

....

....

- Qu'est-ce que vous ressentez maintenant que les causes de votre colère (vos pensées déclenchantes) se sont exprimées ?

....

....

....

- Quel est le besoin fondamental, pour chaque être humain, et qui, dans cette situation, n'est absolument pas satisfait ou devrait être pris en compte ?

....

....

....

- Par rapport à ce besoin identifié, qu'est-ce qui pourrait vous aider : quelles actions voudriez-vous mettre en place ?

....

....

....

À qui la faute ?

Le besoin de trouver un coupable est le fondement même de notre colère : dès qu'un tiers est jugé coupable, il est plus facile de détourner notre attention de notre propre souffrance et de commencer à recenser les torts et les injustices subis. Or, la situation n'est jamais qu'un stimulus. Elle n'est en aucun cas la cause des réactions qu'elle provoque. Il en est de même pour la personne stimulus : si chacun reste toujours responsable[1] de ses actes – actes qui peuvent factuelle-ment être décrits et à propos desquels tout désaccord est possible – faire porter en plus à l'autre la responsabilité de ce qu'on ressent, sous forme d'expression de colère, relève en revanche d'un amalgame. Il ne peut qu'engendrer des mécanismes de défense, qui, à leur tour, risquent de se répondre pour aboutir rapidement à un conflit.

Cette distinction est fondamentale : chacun est seul responsable de ses actes et de leurs conséquences, tout comme chacun est seul res-ponsable de ses pensées et de ses sentiments face aux actes d'autrui quelles que soient les situations. Chacun a donc l'entière responsabi-lité de ses propres sentiments de souffrance jusqu'à un certain point, et en cela il revient à chacun de modifier ses stratégies de « gestion » de ses pensées pour décider en conscience d'agir plutôt que de réagir.

Exemple : Les chaussettes qui traînent

Vous avez un compagnon qui laisse toujours traîner ses chaussettes. C'est quelque chose qui vous agace prodigieusement et qui finit un jour par vous mettre en colère. L'amalgame classique sera de lui faire porter à la fois la responsabilité d'un acte qui ne vous convient pas et aussi la responsabilité de ce que vous ressentez. (Soit dit en passant, vous lui donnez également beaucoup de pouvoir !)

Que choisir comme comportement ? Si vous vous mettez en colère, vous aurez choisi l'agressivité : « Je ne suis pas ta bonne ni ta mère, tu ne pourrais pas te prendre en main et ranger tes chaussettes ? » La soirée est assurée... Mais vous pouvez aussi ne rien dire et choisir la passivité : vous ramassez ses chaussettes sans rien dire.

---

1. Du latin *responsus* : « qui doit répondre de ses actes ».

L'inconvénient de ce second choix (défensif et résigné et non réfléchi et accepté) est que, comme c'est tous les soirs la même chose, un beau jour, une goutte « chaussette » va faire déborder le vase « Je ne suis pas ta bonne ni ta mère... » et votre colère rentrée va sortir tout à coup, sous forme d'agressivité, ce qui vous vaudra une remarque du genre : « Tu as pété un câble ou quoi ? »

Dans les deux cas, vous aurez réagi et non agi, c'est-à-dire que le résultat sera probablement insatisfaisant, voire opposé à ce que vous auriez souhaité.

Or, si votre compagnon agit comme cela, soit il ne se rend pas compte à quel point cela touche quelque chose de sensible chez vous, soit il ne voit pas comment satisfaire ses propres besoins sans vous agacer, soit il considère que « c'est son bon droit » de vous agacer sous prétexte que vous le « méritez », soit il est prisonnier de quelque chose de beaucoup plus profond.

S'il était vraiment relié à ce qui est important pour lui et conscient de ses besoins et sentiments profonds, il ferait autrement. Nos *réactions* ne sont jamais issues de ce que fait l'autre mais de l'écart entre ce que l'autre fait et ce que nous voudrions qu'il fasse. Il est la cause de notre souffrance et il mérite d'être puni. Pour passer de la réaction (agressive ici) – qui laissera toujours des « traces » déplaisantes chez votre interlocuteur – à l'action, il convient alors de passer du « qui est responsable de ma souffrance » au « que puis-je faire pour ne plus souffrir ».

Rappelez-vous : si vous sentez malgré tout la colère monter, tournez-vous rapidement vers vos besoins et sentiments profonds. Alors vous trouverez la réponse parmi les nombreuses autres réponses possibles. Voici quelques propositions de décisions, à condition de les prendre de manière responsable et libre, et non sous l'auto-contrainte, de manière défensive et subie :

1. Développer un dialogue plus efficace pour que l'autre prenne conscience de ses propres besoins, et l'encourager à les satisfaire autrement.
2. Assumer soi-même son propre besoin (ranger les chaussettes en acceptant de ne pas être d'accord avec cela).

3. Chercher ailleurs ce qui pourrait satisfaire votre besoin (prendre un amant qui range ses chaussettes !).

4. Lâcher prise : accepter de ne pas ranger ses chaussettes car votre compagnon est responsable de ses actes. Et comme il n'est pas responsable de votre agacement, finalement, les chaussettes peuvent bien rester là où elles sont, elles ne dérangent personne.

Dans tous les cas, en premier lieu, clarifiez vos propres besoins et sentiments profonds, reliez-vous à votre énergie vitale. Il se peut que vous éprouviez des sentiments d'une grande intensité, mais la colère n'émergera jamais. Puis décidez si vous souhaitez exprimer ce qui vous anime ou pas. Choisir de ne rien dire c'est accepter vraiment de ne rien dire, et s'engager à ne pas faire payer l'autre plus tard. Choisir de *dire* c'est à la fois satisfaire ses propres besoins et permettre que, dans le dialogue, l'autre entende les vôtres et se sente également entendu dans l'expression des siens, afin de prendre ensuite une décision qui convienne à chacun.

Les pensées déclenchantes

Nous sommes plus ou moins conscients du flot mental de nos pensées qui pourtant influence la perception que nous avons de la réalité, notre regard sur les choses, nos sentiments, nos sensations et nos actions. Or, c'est un certain bavardage intérieur commençant essentiellement par des « il faudrait/il aurait fallu… », « tu devrais/tu aurais dû… » (ou « ne devrais pas… ») et comportant principalement des jugements et des reproches qui, couplé avec notre sentiment de souffrance, va déclencher la colère.

Exercice : Pour faire la distinction entre élément stimulus et pensées déclenchantes

Pensez à une situation dans laquelle ce qu'a fait/dit une personne vous met/a mis en colère.

Ce qu'elle a fait ou pas fait/dit ou pas dit. Décrivez les faits, ce que vous avez observé, ce que vous avez entendu.

....

....

En quoi cela a-t-il provoqué un sentiment de souffrance (jusqu'à un certain point) pour vous ?

....

....

Qu'est-ce que vous vous êtes dit (faudrait/devrait/jugements/reproches) ?

....

....

La reconnaissance du principe que les autres connaissent et acceptent les mêmes règles est très répandue. Ceux qui ne les respectent pas ont tort, leur comportement apparaît comme une violation délibérée de ce qui est juste, intelligent, raisonnable ou moral, en bref, de ce qui devrait être à notre avis. S'enchaînent alors une série de pensées qui commencent par « il faudrait… », « ils devraient… » ou « ne devraient pas… »

Le problème majeur de ce mode de pensée est que la personne qui suscite la colère partage rarement l'opinion de celui qui va se mettre en colère, et plus ce dernier va tenter de la convaincre de ses torts et de ses manquements, plus cette personne va s'indigner et se replier sur elle-même.

Le second problème est que les gens font rarement ce qu'ils devraient, ils « choisissent » généralement ce qui est juste pour eux à ce moment-là : leurs comportements sont la résultante d'un rapport de force entre un besoin fondamental et une force d'inhibition liée à une peur. Si la force d'inhibition est supérieure à la force du besoin, la personne ne fera rien. À l'inverse, elle agira.

Tout type de pensées tournant autour des « faudrait/devrait » annonçant jugements et reproches, peut donc déclencher la colère. Mais certaines croyances à l'origine de ce mode de pensée sont des plus dommageables pour la relation.

- **« C'est mon bon droit »** : le désir est tellement fort qu'il devient obligatoire pour l'autre de le satisfaire.

- **« C'est moi qui ai raison »** : tout le monde se doit de connaître et de respecter un critère absolu qui définit le comportement juste et équitable. Je ne discute pas pour savoir ce qui est juste ou pas en partant du principe que les désirs respectifs ont autant de poids l'un que l'autre.

- **« Je peux changer l'autre »** : je crois qu'il est possible d'amener l'autre à modifier son comportement en exerçant des pressions sur lui, alors qu'un changement ne se fait que s'il est désiré, c'est-à-dire quand on se sent encouragé et capable.

La colère est très souvent utilisée pour contraindre autrui à changer. Cela donne l'impression à l'autre d'être atteint dans son intégrité et de perdre en quelque sorte une partie de son identité. En conséquence, il va résister et apprendre à vous repousser, vous et votre colère, car il aura beaucoup trop peur de perdre son identité et son autonomie. Il va alors mettre en place des défenses types pour ne pas être blessé ou manipulé et vous obtiendrez l'inverse de ce que vous souhaiteriez : fuite, humiliation, reproches, excès, sabotage passif ou agressif, et toutes sortes de manœuvre d'autodéfense.

| Exercice : Je peux changer l'autre, un peu, beaucoup, pas du tout…

Réfléchissez et répondez aux questions suivantes. Échangez avec d'autres personnes sur ces questions et leurs réponses. Voyez ce que cela confirme ou pas.

Combien de fois avez-vous accompli un changement majeur et vous y êtes-vous tenu parce que quelqu'un vous y avait contraint ?

....

....

Combien de personnes connaissez-vous qui ont accompli une métamorphose majeure pour satisfaire les besoins d'autrui ?

....

....

Combien de fois avez-vous réussi à amener quelqu'un à changer en lui mettant la pression ou en lui imposant les choses, sous l'effet de la colère ?

....

....

Certaines formes de conditionnement intellectuel auront des conséquences plus importantes que d'autres sur la relation.

- **J'interprète les pensées ou le ressenti d'autrui** : ce mécanisme de pensée est une des plus importantes sources de colère car l'interprétation est animée par deux pensées déclenchantes bien spécifiques : « je souffre par la faute d'un tiers » et « on cherche à me nuire délibérément ».

- J'ai un mode de pensée binaire de type « bien/mal » : les gens sont gentils ou méchants, ont raison/ont tort… lorsque les actes correspondent ou ne correspondent pas à mon cadre de référence.
- Je fais des déductions culpabilisantes : « Si tu m'aimais, tu me ferais plus souvent des cadeaux. » À terme, ce genre de réflexions manipulatoires incite rarement au comportement attendu.
- Je compare ce qui n'est pas comparable : « Ton frère travaillait beaucoup mieux que toi au même âge ». C'est contribuer à affaiblir l'estime de soi et à créer de la frustration et du ressentiment.

Exercice : Une journée d'abstinence

Prenez l'engagement de n'interpréter en aucun cas les faits et gestes d'une personne de votre choix avec laquelle vous êtes proche, et ce pendant une journée.

C'est-à-dire : formulez vos suppositions tout en vérifiant systématiquement et en toute sérénité auprès de la personne concernée si votre interprétation est juste ou non.

Par exemple, vous pouvez lui dire : « J'observe que tu ne souris pas autant que d'habitude. Est-ce que tu serais d'accord pour me dire ce qui se passe ? » ou « Quand tu ris de cette manière, j'ai l'impression qu'il y a de l'ironie dans ce rire, est-ce que je me trompe ? » « Quand tu me parles comme ça, j'ai l'impression que tu m'en veux. Est-ce que c'est ça ? ». Vérifiez, vérifiez, vérifiez… Moins vous prêterez d'intention – le plus souvent négative – à l'autre, plus le dialogue sera constructif et plus votre relation s'améliorera.

Répétez l'exercice régulièrement.

Coupés de notre capacité à exprimer ce qui se passe pour nous ou pour l'autre, nous nous empêchons de prendre pleinement conscience que chacun est responsable de ses pensées, sentiments et actions. Notre mode de communication entravé par les schémas suivants déclenchera alors la colère.

- **L'exigence** : je renforce un message sous-entendu, comme « ça m'est dû », ou « ce doit être », ou « il faut » qui va dans le sens des reproches.

- **Le refus de responsabilité** : j'évite de prendre conscience que je suis responsable de mes pensées, sentiments et actions « ce n'est pas de ma faute, mon mari n'a pas voulu m'accompagner en voiture » – « mon manager m'a obligé à rester jusqu'à 20 heures hier soir pour finir un rapport ».

- **Le langage axé sur le mérite** : je suis dans un état d'esprit de récompense ou de punition plutôt que de bénéfices perçus (pour moi et pour l'autre) : « Si tu es sage, tu auras une bicyclette. » Les gens qui (vous) causent du tort ou de la souffrance devraient être « punis ».

- **La disproportion** : en exagérant le comportement problématique, en rendant une situation pire qu'elle ne l'est, en amplifiant un événement (avec des mots comme « chaque fois », « toujours », « jamais », « terrible », « horrible », « atroce »…), on se pose en victime (« ils sont méchants », « je suis gentil »).

Plus ce processus de mode de pensées et de mode de communication se renforce, plus notre manière de percevoir se rigidifie.

À chaque instant, notre conscience est le produit de plusieurs éléments : notre intelligence, notre constitution physique, notre état physiologique, notre état émotionnel, nos convictions/croyances, nos besoins, nos valeurs, notre expérience de la vie, notre conditionnement général, ainsi que nos aptitudes et compétences.

Tous ces éléments influencent notre prise de décision. En conséquence, la décision prise est toujours la meilleure à l'instant T. Faire des reproches revient à punir quelqu'un pour des actions qu'il ne pouvait pas ne pas accomplir.

« J'accepte tout ce qu'un être humain peut faire car il le fait toujours pour les mêmes raisons que moi je fais les choses, c'est-à-dire pour répondre de la meilleure façon et la plus accessible pour satisfaire ses besoins. Cela ne veut pas dire que j'accepte la violence de ses actes. Ce qui m'importe est de lui montrer qu'il existe d'autres stratégies pour satisfaire nos besoins. La partie la plus difficile est de transformer la manière de penser[1] ».

Exercice : Ce qui fonde la réalité de chacun

Pensez à quelqu'un envers lequel vous éprouvez de la colère puis posez-vous ces quatre questions :

1. Quels sont les besoins qui l'incitent à agir ainsi ?

   ....

2. Quelles sont les croyances ou les valeurs qui l'incitent à agir ainsi ?

   ....

3. Quels aspects de son histoire personnelle influencent ce comportement ?

   ....

4. Quelles peurs influencent ce comportement ?

   ....

---

1. Extrait de l'intervention de Marshall Rosenberg lors du séminaire à Écully du 8 au 11 septembre 2007.

5. Comment ces facteurs expliquent-ils que ce qu'il/elle a fait était le meilleur choix possible pour la personne ?

....

Vous réussirez à maîtriser votre colère si vous modifiez vos pensées, vos croyances et votre interprétation du comportement de l'autre, car les déclencheurs cognitifs de la colère sont les « il faudrait… », « il devrait… », les jugements et les reproches.

Certes, vous n'avez pas tout pouvoir sur le fonctionnement de votre cerveau, de votre biologie et de vos gènes. Les réflexes automatiques et le système de régulation à l'intérieur de votre corps vivent hors de votre conscience claire et raisonnée. Le passage par la conscience de soi est incontournable si vous voulez transformer votre colère en énergie positive. Nous vous avons invité à en prendre conscience et surtout à optimiser votre énergie. Les colères réprimées, inhibées et exacerbées ont un impact néfaste sur la régulation de votre corps. Les expressions de type : « cela me mine », « j'en ai plein le dos », « je suis irrité » en témoignent. Prenez donc de la distance par rapport aux événements, passez du mode réactif au mode proactif, et acceptez vos imperfections. Attelez-vous à traiter les problèmes les plus importants et abandonnez l'idée que vous pouvez résoudre toutes les situations. Exprimez aux autres vos émotions pour produire les changements que vous escomptez plutôt que de déverser votre colère.

Mode d'emploi
de la saine colère

Partons d'une scène de la vie conjugale pour commencer à percevoir le mode d'emploi de la saine colère.

Céline est responsable d'un département dans une organisation publique à vocation culturelle. Elle ne travaille pas le lundi, l'établissement étant ouvert au public le samedi.

D'habitude, le lundi, Céline va au cinéma, fait des courses ou du sport dans une salle de gymnastique. Avec le recul, elle apprécie ses horaires décalés par rapport à ses enfants et à son mari. Ces lundis lui appartiennent et lui offrent des moments de liberté.

Ce lundi de février, il neige. Céline se dit : « Aujourd'hui je reste à la maison, je vais en profiter pour nettoyer la moquette du salon qui est sale. »

Céline loue un appareil approprié et nettoie la moquette et les tapis. Intellectuelle, pas trop motivée par ce type de tâche, elle produit des efforts inhabituels. Les enfants rentrent de l'école et Céline leur demande d'ôter leurs chaussures trempées par la neige sale. Les enfants obéissent.

À 19 h 30, alors que Céline attend impatiemment son époux espérant qu'il sera content de voir la moquette rénovée, Christophe rentre dans l'appartement.

Christophe est consultant et il se trouve précisément que ce lundi-là il intervenait dans une entreprise de travaux publics pour diagnostiquer l'état des motivations des chefs de chantiers. Ses chaussures sont maculées de neige sale et de boue.

Christophe est tellement encombré par ses pensées professionnelles qu'il ne remarque pas que la moquette est propre. Il dit, traînant les pieds : « Quelle chance tu as Céline, de ne pas travailler le lundi ! Si tu savais quelle dure journée j'ai vécue sur un chantier ! »

À ces mots, le sang de Céline se glace. Elle ressent une grande frustration suivie d'une sourde colère. De surcroît Christophe traînant les pieds sur la moquette laisse des traces de boue derrière lui en allant s'asseoir dans son fauteuil. Il n'a même pas vu que la moquette avait été nettoyée.

Exercice : Un peu d'introspection

Avant de lire la suite, prenez un peu de temps et un stylo. Imaginez que vous êtes à la place de Céline et que vous viviez une situation approchante de cette histoire.

Que ressentiriez-vous ?

....

....

Que penseriez-vous ?

....

....

Que vous diriez-vous ?

....

....

Que diriez-vous à l'autre ?

....

....

Que feriez-vous ?

....

....

Prenez maintenant un peu de recul et imaginez que vous êtes un ami de Céline :

Que lui conseilleriez-vous, pour elle-même ?

....

....

Que lui conseilleriez-vous de dire à son compagnon ?

....

....

Que lui conseilleriez-vous de faire ?

....

....

Vous pouvez maintenant lire la suite pour vous situer.

Quelle devrait être la réaction de Céline devant la maladresse de son mari ? Reprenons le circuit positif de la saine colère.

Avant-phase. Céline s'attend à ce que son effort soit reconnu par Christophe.

1re phase. Christophe commet une triple maladresse :

- Il ne voit pas que la moquette a été nettoyée ;
- Il dit à son épouse qu'elle a de la chance de ne pas travailler le lundi ;
- Il laisse des traces de boue sur son passage.

2e phase. Cet événement génère une sensation corporelle habituelle chez Céline : gorge serrée, estomac noué. Elle pousse un soupir profond.

3e phase. Céline sent une colère monter en elle.

4e phase. Céline exprime sa colère sur un ton vif : « Tu rentres du travail sans faire attention au fait que j'ai nettoyé la moquette. Tu me dis que j'ai de la chance de ne pas travailler le lundi. Et en plus tu laisses des traces de boue sur la moquette que je viens de nettoyer. Je suis très en colère ! »

5e phase. Christophe est informé de sa maladresse et de l'effet provoqué par son comportement.

6e phase. Christophe peut alors s'excuser, proposer de nettoyer les taches de boue, emmener sa famille au restaurant, offrir des fleurs à Céline le lendemain, ou toute autre option acceptable pour les deux époux.

7e phase. Céline et Christophe sont alors disponibles pour vivre d'autres événements sans s'encombrer du passé et en confortant leur complicité.

Et ainsi de suite…

Le circuit de la saine colère

Prenons du recul pour décoder ces sept phases.

1re **phase.** Un événement, le plus souvent inattendu et désagréable, survient.

2e **phase.** Cet événement génère une sensation corporelle habituelle, par exemple : frissons sur les tempes, gorge serrée, tremblements, chaleur, estomac noué, étourdissement. La sensation est parfois observable et se manifeste par des rougeurs, tremblements, rire forcé, pleurs, cris, soupir profond, etc.

3e **phase.** La colère se connecte à la sensation. Le fameux radar qui ouvre la voie à des actions appropriées.

4e **phase.** Expression de la colère à l'autre (ou aux autres) en présence de tiers ; ou seul, en marquant un temps d'arrêt. L'expression libère l'énergie contenue en soi.

Attention toutefois à exprimer la colère de manière « dissociée ». Par exemple dire en pointant du doigt avec une mimique et un ton de voix adaptés : « Je suis en colère ! »

L'expression « associée » et donc exacerbée risque d'empêcher tout dialogue ultérieur. Par exemple, crier et injurier l'autre pour lui signifier la colère.

5e **phase.** L'expression sereine de la colère est une information pour les destinataires du message. Ils peuvent, s'ils le veulent, entrer dans une phase de négociation, partager l'émotion, apporter du réconfort, proposer de l'aide…

6e **phase.** L'événement est traité.

7ᵉ phase. Disponibilité pour vivre d'autres événements sans s'encombrer du passé tout en y puisant des expériences éducatives.

Bien sûr, pensez-vous, tout cela aurait pu être évité si Christophe avait porté son attention aux efforts de son épouse. Certes, mais la vie en couple, avec ses enfants, ou au travail n'est pas un long fleuve tranquille. Acceptez que les autres puissent commettre des maladresses à votre égard et exprimez-leur votre colère sans vous emporter.

La responsabilité de Céline consiste à signaler son mécontentement à son mari. La responsabilité de ce dernier consiste à accepter cette expression de colère et à adopter une démarche négociatrice. Si Christophe, aborde la 6ᵉ phase avec : « Je me fiche totalement que la moquette soit propre ou sale, j'ai autre chose à penser ! », il crée une autre histoire. Il va alors être difficile pour Céline de conserver la posture de saine colère. Surtout s'il ajoute : « Moi, pendant que tu t'amuses le lundi, je travaille ! »

L'expression de la saine colère de la part de Céline induit probablement un arrangement, mais pas à coup sûr. Les sciences humaines sont probabilistes.

Autodiagnostic : Êtes-vous en capacité de vous octroyer les sept pouvoirs nécessaires à l'expression de votre saine colère ?

Il est aisé de comprendre intellectuellement le circuit de la saine colère ! Cependant son application dans la pratique nécessite un bon degré de confiance mutuelle entre les acteurs. Pour vous mettre sainement en colère ou pour résoudre les conflits nous vous invitons à vous octroyer les sept pouvoirs décrits ci-après.

Ne répondez pas seulement par « oui » ou par « non », trouvez des exemples réels qui confortent vos réponses.

Pouvoir d'exister : Ai-je le droit d'être moi-même et d'exprimer ma singularité ?

....

....

Pouvoir de prendre des initiatives : Ai-je le droit de m'exprimer en premier sans attendre que les autres m'y invitent ?

....

....

Pouvoir de se différencier : Est-ce que je m'autorise à faire valoir mes avis et opinions, même s'ils sont décalés par rapport aux autres ?

....

....

Pouvoir de décider tout en écoutant les autres : Est-ce que je m'autorise à prendre les décisions qui me conviennent le mieux ?

....

....

Pouvoir d'être stratège : Est-ce que je m'autorise à me fixer mes propres buts et à choisir les méthodes qui me conviennent pour les atteindre ?

....

....

Pouvoir d'intégrer ses expériences et celles des autres : Est-ce que je m'autorise à influencer les autres et est-ce que j'accepte en retour d'être influencé ?

....

....

Pouvoir de se recycler : Est-ce que je m'autorise à changer d'avis et à remettre en cause mes certitudes ?

....

....

De la colère inhibée à la colère exacerbée

Reprenons cette histoire dans une version nettement pessimiste. Céline n'exprime pas son émotion et dit à son mari en arborant un sourire forcé : « Préfères-tu de la soupe ou de la salade ce soir ? » ; tout en pensant dans son for intérieur : « Oh ! Le s…d, il ne fait pas attention à moi ! » Un processus destructeur s'enclenche inexorablement.

Elle stocke son sentiment de colère. Que va-t-il probablement se passer ensuite ? Quinze jours plus tard, Christophe rentre du travail complètement happé par la lecture d'un article. Il dit à peine bonsoir à sa femme et ses enfants. Céline est peinée, mais elle dit : « Mon chéri, souviens-toi que nous allons au théâtre ce soir… » Deuxième inhibition. Puis une troisième, suivi d'une quatrième… Les voisins pensent d'eux : « Quel beau couple, jamais d'esclandre entre eux. »

Christophe demande un jour à Céline si elle accepte de recevoir trois couples d'amis pour fêter sa dernière promotion. Elle répond : « Mais oui, mon chéri, pas de problème, j'en suis ravie », pensant au fond d'elle-même : « Attends, tu vas voir ce que tu vas voir ! » Elle prépare sa vengeance. La soirée arrive. Céline a mis ses plus beaux atours. Les invités sont ravis. Tellement ravis qu'ils s'attardent. Il ne reste plus rien sur la table. Christophe, inquiet demande : « Céline, tu n'as rien fait d'autre pour nos invités ? » Question anodine au demeurant… c'est la goutte qui fait déborder le vase. Céline se met à crier, traitant Christophe de tyran domestique. Elle lui jette un verre de vin à la figure. Elle vocifère et injurie son mari. Les invités sont stupéfaits et s'en vont discrètement. Christophe, abasourdi ne comprend pas ce qui lui arrive. Il se sent humilié car la scène s'est déroulée en public. « Elle est folle », « Que vont-ils penser de nous ? », se dit-il.

Christophe vient de subir le « retour du refoulé » de la part de son épouse. Notons que l'intensité de la colère exprimée est très supérieure à la somme des intensités de chacune des colères inhibées.

Est décrite ici une version violente de la colère refoulée. Il existe des versions « plus calmes » mais tout aussi catastrophiques. Quelles sont les options malheureuses pour Céline ?

- Intérioriser sa frustration, l'accumuler sans l'exprimer et entrer dans une phase dépressive.
- Passer sa colère sur les enfants.
- Abandonner le domicile conjugal sans prévenir.
- Se mettre à boire de l'alcool.
- Adopter des conduites d'échec dans sa vie professionnelle.
- Prendre un amant en se sentant coupable.
- Prendre sa voiture sous le coup de la colère…

Et bien d'autres issues, le génie destructeur étant sans limites.

> ### Ce qui empêche l'application de la démarche coopérative
>
> La résolution coopérative du conflit potentiel grâce à l'expression de la colère de Céline et l'écoute de Christophe suppose que les protagonistes s'aiment et aient envie de faire durer leur couple. Il serait alors dommage pour Céline d'accumuler ses griefs et pour Christophe de nier ou dévaloriser les problèmes de Céline.
>
> …/…

> *.../...*
>
> Néanmoins, il se peut que Céline ait déjà rompu dans sa tête avec son compagnon et que sa stratégie plus ou moins consciente soit de prouver par a + b que Christophe est un homme mauvais. Cette scène est alors la confirmation d'un but inavoué. Il se peut aussi que Céline veuille confirmer une certitude ancrée en elle, à savoir que tous les hommes sont des tyrans domestiques. Ou une autre certitude : « Je suis une victime des hommes » ou encore : « La vie de couple ne peut être qu'un enfer ! »
>
> Dans ces cas-là, les méthodes et outils de la démarche coopérative n'ont pas de sens puisqu'ils servent des buts en pleine contradiction avec les croyances négatives sur soi, les autres et la vie.

Dans le monde du travail aussi, les maladresses et les occasions de vivre cette suite de frustrations sont nombreuses.

Les signes individuels qui permettent de repérer quand les autres entrent dans ces processus destructeurs sont :

- Changements d'attitudes et de comportements par rapport aux habitudes. Exemples : la personne ne vient plus dire bonjour, ou au contraire arbore un sourire inopiné.
- Désynchronisation gestuelle : au cours d'un entretien ou d'une réunion, la personne adopte une attitude corporelle en dysharmonie avec le ou les interlocuteurs.
- Changements de modalités vocales : ton, rythme de la voix.
- Absence ou renforcement du contact visuel.
- Généralisations : « Tous les managers sont mauvais, c'est bien connu. »
- Distorsions de pensée : « Il ne m'a pas salué ce matin, cela prouve qu'il ne m'aime pas. »
- Retards répétés, oublis.

- Exigences très précises de règles du jeu si possible écrites : « Précisez-moi bien ma fonction » pour pouvoir dire ensuite « Ce n'est pas dans ma fonction que de répondre à ce client sur le poste téléphonique de mon voisin. »
- Rationalisation sur les priorités : « Comme le client passe avant tout, je ne viendrai pas à la prochaine réunion. »
- Soumission stratégique : faire comme si on était d'accord mais ne pas s'investir dans l'action, jouer les apparences de l'obéissance.

Il existe aussi des mécanismes collectifs qui se manifestent par des dégradations des indicateurs sociaux. Les phénomènes collectifs les plus fréquemment observables peuvent être de deux sortes.

En augmentation :

- absentéisme ;
- accidents du travail ;
- vols de matériels et d'outils ;
- dégradation des locaux ;
- rumeurs ;
- réclamations de la clientèle ;
- démissions non souhaitées ;
- « retrait » des collaborateurs.

En diminution :

- innovation ;
- qualité ;
- productivité ;
- participation aux systèmes d'expression.

Le refoulement des émotions détériore la qualité des relations inter-personnelles et le climat social. Les petites frustrations non traitées sont stockées et se transforment en conflits violents, obéissance passive, détresse psychologique, douleur, transfert des problèmes professionnels dans la vie privée.

Exercice : Un test pour vous familiariser avec les méthodes d'expression de la saine colère

Voici cinq situations classiques probablement génératrices de colère. Chacune d'elle est assortie de quatre réponses possibles. Notez d'abord celle que vous adopteriez spontanément, puis celle qui vous semble la plus judicieuse.

- Après que vous ayez formulé une opinion, votre interlocuteur vous dit : « Tu es complètement incompréhensible. »
  1. C'est toi qui ne comprends rien.
  2. Tu ne veux pas me comprendre.
  3. Cela m'ennuie, que veux-tu que je précise ?
  4. Tu n'es pas le premier qui me le dit.

- Vous avez voulu ce matin changer de look en arborant des couleurs vives. Un ami se moque de vous en public en vous disant : « Ta tenue est particu-lièrement inélégante. »
  1. On ne peut pas plaire à tout le monde.
  2. Je me fiche de ton opinion.
  3. C'est un point de vue, je m'aime comme cela.
  4. J'étais pressé ce matin, j'ai mis ce qui me tombait sous la main.

- Vous avez adoré un film mais quelqu'un affirme : « C'est un navet ! »
  1. J'assume, j'ai aimé ce film.
  2. Tu n'as aucun goût.

3. Pourquoi ?

4. Encore un point de vue élitiste.

• Votre conjoint rentre du travail et omet de dire : « C'est l'anniversaire de notre rencontre. »

1. N'aurais-tu rien oublié aujourd'hui ?

2. En fin de compte, je ne suis rien pour toi.

3. J'attendais que tu me dises que c'est l'anniversaire de notre rencontre.

4. Je suis fatigué ce soir, annulons notre sortie cinéma.

• Un collègue vous avait promis de vous remettre un dossier aujourd'hui or il vous annonce qu'il a pris du retard car il a eu d'autres priorités à traiter.

1. Je suis donc moins prioritaire que les autres.

2. Je ne suis pas content d'être mis devant le fait accompli aujourd'hui sans avoir été prévenu.

3. Si j'ai bien compris, on ne peut pas te faire confiance.

4. Ce n'est pas grave, quand pourras-tu me remettre le dossier ?

Réponses et commentaires page 109.

Voici à présent quelques méthodes qui facilitent l'expression de la colère sans se laisser déborder par elle.

La méthode « je » et ses variantes

Imaginez que quelqu'un vous dise : « Tu es incompréhensible ! », vous auriez probablement envie de vous justifier ou de contre-attaquer. Avec cette formulation, il vous collerait une étiquette psychologique désobligeante et absolue. En revanche, s'il disait : « Je n'ai pas compris ce que tu viens de me dire », vous auriez probablement envie de lui demander quels sont les points à préciser dans vos propos pour qu'il comprenne. Vous-même, pourriez être tenté d'assener à l'un de vos interlocuteurs : « Tu es stupide ! » ou « Tu es exaspérant ! » lorsqu'il ne comprend ce que vous lui dites. Vous pourriez être encore plus offensif en rajoutant : « Tu es de mauvaise foi ! » Vous n'aviez peut-être pas l'intention de l'humilier, simplement de le stimuler ; mais vous rateriez à coup sûr votre but.

Dites-lui plutôt : « je vois que j'ai du mal à me faire comprendre, quelles questions as-tu envie de me poser ? » Les jugements de valeur, sous le coup de la colère, sont offensants et humiliants et génèrent rancœur, désir de vengeance, agressivité ou gestes désespérés.

Est-il préférable de ne rien dire ? Non, exprimez votre avis, votre opinion ou votre colère en employant le « je » : « je suis inquiet », « je ne suis pas d'accord », « je suis énervé »… Vous donnez ainsi des informations relatives à vous, sans en faire une généralité non négociable. La méthode « je », permet d'affirmer votre avis et d'exprimer votre colère tout en respectant l'intégrité des autres. Elle se distingue de la méthode « tu » ou « vous ». Nos mères nous avaient déjà appris cette nuance lorsqu'elles nous incitaient à dire : « je n'aime pas cette soupe » au lieu de « cette soupe est mauvaise ».

La formule des « trois phrases »

Cette formule enrichit la méthode « je » en lui donnant plus d'ampleur et de pertinence. Au lieu de faire un long discours moralisateur ou d'exploser de colère lorsque quelqu'un adopte un comportement qui ne vous convient pas, vous lui exprimez votre désaccord en gardant votre calme et en clarifiant brièvement la cause de cette émotion.

Les trois phrases à compléter sont :

- Lorsque tu fais ou vous faites… (ceci ou cela).
- Je me sens… (émotion).
- Parce que… (raisons objectives ou subjectives).

Partons d'une situation typique.

Vous avez pris rendez-vous à 10 heures du matin, avec un ou une ami(e), pour aller voir une exposition. Cet(te) ami(e), vous avait promis, deux jours avant, qu'il(elle) serait à l'heure. Vous avez par ailleurs un autre rendez-vous avec votre médecin à 13 heures. Il fait froid. C'est votre ami(e) qui doit apporter les billets. Le public commence à faire la queue qui s'allonge inexorablement.

10 h 05 : l'autre n'est pas là.

10 h 10 : toujours absent et ne prévient pas sur le téléphone portable.

10 h 12 : vous ressentez une palette d'émotions, peur qu'il lui soit arrivé un accident, frustration en voyant la queue s'allonger et en subissant un froid glacial, colère en pensant qu'il(elle) ne tient pas sa parole, inquiétude liée au manque de temps pour bien profiter de l'exposition et aller au rendez-vous impératif avec le médecin…

10 h 15 : l'autre arrive, arborant un large sourire, et vous dit « Désolé(e) pour mon retard. »

Pour appliquer la formule des trois phrases, commencez par vous ralentir, respiration, débit de la voix, gestes. La colère qui monte en vous a tendance à accélérer votre rythme. Prévenez l'autre que vous allez lui dire quelque chose d'important pour vous. Gardez à l'esprit que vous visez une évolution de ses comportements futurs tout en maintenant vos liens d'amitié. La formule des trois phrases n'a pas de sens si votre intention est d'agresser l'autre, de le dévaloriser ou de jouer un rôle de victime afin d'obtenir sa pitié ou le culpabiliser. Cette formule étant une confrontation coopérative, votre visage et votre regard sont posés. Un sourire saboterait la puissance et la pertinence de votre message.

Lancez-vous !

« Bonjour, je vais te dire quelque chose qui est important pour moi :

Lorsque tu arrives avec 15 minutes de retard,

je suis énervé(e), parce que la file d'attente s'allonge et que je dois être chez mon médecin à 13 heures.

La prochaine fois, préviens-moi, ou le cas échéant changeons l'heure de notre rendez-vous d'un commun accord. »

Puis laissez un temps de silence pour permettre à l'autre de s'exprimer s'il en a envie.

Cette formule poursuit deux finalités. Tout d'abord, exprimer votre émotion au lieu de l'intérioriser, et obtenir un changement de comportement de l'autre dans le futur. La formule produira probablement les effets voulus, mais pas à coup sûr. Au mieux, l'autre vous dit « ok, excuse-moi, je ferai attention les prochaines fois », il peut donner une vraie (ou fausse) excuse (« le RER était en panne »), il peut aussi vous agresser (« Je n'en ai rien à faire de tes états d'âme ! ») Dans ce dernier cas, vous pouvez reconsidérer votre relation ou tenter une autre formule des trois phrases : « Lorsque tu me dis que tu n'en as rien à faire de mes états d'âme, je suis triste,

92

parce que je souhaite que nous restions amis. » S'il vous dit : « ok, excuse-moi », votre deuxième essai a été fructueux. Si sa réponse est : « Et alors, je m'en moque ! » rompez, car celui qui assume la rupture prend le pouvoir.

La formule des trois phrases est appropriée pour tous les événements inopinés ou surprenants qui génèrent de la colère en vous. Elle s'applique « à chaud », au plus près de l'événement. Par exemple, un collègue, vous dit en public, en réunion : « Tu es vraiment déplaisant ! » vous lui répondez lentement et posément : « Lorsque tu me dis en public que je suis déplaisant, cela m'ennuie, parce que c'est un jugement de valeur sur ma personne. En revanche si j'ai commis une maladresse à ton égard, on peut en parler. »

Si vous êtes habitué à inhiber votre colère ou à l'exacerber, cette formule, au demeurant simple peut être difficile à mettre en œuvre. Ce n'est pas seulement affaire de vocabulaire et de syntaxe. Elle est une manière d'être, un état d'esprit face à l'adversité. Le tableau ci-dessous vous donne trois conseils utiles pour l'appliquer.

Trois conseils si vous avez tendance à inhiber votre colère	Trois conseils si vous avez tendance à exprimer votre colère de manière exacerbée
Commencez avec des personnes de confiance en leur annonçant clairement que vous allez appliquer la formule.	Ralentissez-vous : respiration, gestes, débit de la voix…
Regardez l'autre dans les yeux.	Restez factuel, aucun jugement de valeur.
Demandez à l'autre de vous laisser dire ce que vous avez à dire jusqu'au bout.	Demandez à l'autre si ce que vous lui avez dit est acceptable.

Les « 4 P »

Alors que la formule des « trois phrases » s'exerce à chaud, les « 4 P » (présenter/partager/proposer/produire) s'appliquent à froid.

Voici les trois situations dans lesquelles les « 4 P » sont utiles :

Accumulation : à force de laisser passer des motifs d'insatisfaction pensant que le temps les atténuerait, vous additionnez les griefs, créant ainsi un contentieux. Vous accumulez des petites colères intériorisées et non exprimées. Vous avez l'impression d'être une « marmite qui bout » prête à exploser. Les expressions les plus courantes accompagnant cet état sont : « la moutarde me monte au nez », « j'en ai ras la casquette », « trop, c'est trop, je n'en peux plus », « c'est devenu intolérable »… La situation peut dégénérer à la moindre occasion et devenir disproportionnée. La colère exacerbée contre les autres ou contre soi est supérieure à la somme des petites colères inhibées.

Prise au dépourvu : face à une provocation, une insinuation ou une agression verbale, vous êtes tellement abasourdi que vous manquez de ressources pour traiter à chaud le problème. Vous pourriez alors faire une crise de colère, mais vous savez que cela mettrait probablement de l'huile sur le feu. Vous décidez donc de reprendre à froid cet incident avec celui ou celle qui l'a déclenché.

Problème méconnu sur le moment : quelqu'un fait ou dit quelque chose qui ne provoque rien à chaud. L'événement semble anodin. Et pourtant vous n'arrivez pas à vous endormir et vous sentez émerger en vous, une sensation de malaise et de sourde colère. Cela en devient obsessionnel.

Les « 4 P » sont quatre verbes à utiliser dans l'ordre suivant :

Présenter les faits : la première phase consiste à relater les faits le plus objectivement possible. Attention aux jugements de valeurs et aux critiques personnelles. Restez descriptif et factuel ; le cas échéant agrémentez vos propos de données statistiques.

Partager les émotions : évoquez votre vécu personnel et vos intentions en appliquant le « je ». « Ce que je viens de décrire ne me satisfait pas, et si je te le dis, c'est que je souhaite que cela s'arrange ». Ou « Je n'ai pas envie que cela dégénère ».

Proposer des options : prévoyez au moins trois options pour qu'il y ait un choix possible. Une seule solution est vécue comme un ultimatum. Suggérez vos options tout en sollicitant celles de l'autre (ou des autres). Installez une ambiance de co-élaboration de solutions acceptables pour tous.

Produire du futur : insistez sur les conséquences positives d'un accord immédiat et pour le futur. Repréciser que vous cherchez à reconstruire une relation qui aurait probablement dégénéré si vous n'aviez pas exprimé ce contentieux. Obtenez au moins un accord solennel de votre ou vos interlocuteurs.

Deux exemples :

- **Un père à son fils**

Présenter les faits : « Cela fait deux trimestres que tes notes en français et mathématiques sont tout juste à la moyenne. Je t'en ai parlé plusieurs fois et manifestement, cela n'a pas eu d'effet. »

Partager les émotions : » Je suis irrité et en même temps inquiet, d'autant plus que je sais que tu es capable de mieux faire. »

Proposer des options : « Voyons ensemble comment tu pourrais, avec l'aide de ta mère et de moi, progresser en français et en maths. Nous avons pensé à des cours particuliers, à des modules d'e-learning. Peut-être serait-il judicieux que tu consacres au moins une heure chaque soir à ces deux matières. Tu as sûrement des solutions en tête. »

Produire du futur : « Tu pourrais croire que je te dis tout cela pour t'embêter. Certes tes notes sont à la moyenne, mais cela t'ouvrirait plus de portes si elles étaient meilleures. »

• Un collaborateur à son manager

Présenter les faits : « Lors des trois dernières réunions, vous ne m'avez pas donné la parole alors que je l'avais demandé. »

Partager les émotions : « Je suis énervé car je pense que ce que j'ai à dire est utile et que j'ai eu l'impression de ne pas être important à vos yeux. Ceci étant dit, il se peut que ce soient simplement des maladresses à mon égard. »

Proposer des options : « J'ai pensé que nous pourrions lister toutes mes questions avant de les aborder. On pourrait aussi d'un commun accord leur donner un ordre de priorité. »

Produire du futur : « J'estime qu'il est légitime que je vous dise tout cela sachant que je vise une amélioration et un enrichissement de nos réunions. »

Comme pour la formule des « trois phrases » décrite précédemment les « 4 P » ne se réduisent pas à du vocabulaire et de la syntaxe. Vous pouvez d'ailleurs y mettre votre grain de sel en employant les mots et expressions les plus aisés pour vous et que vous estimez compréhensibles par vos interlocuteurs. Alors que l'application des « trois phrases » requiert une agilité intellectuelle et émotionnelle, les « 4 P » nécessitent une préparation et un entraînement préalables. Prenez un temps de réflexion et rédigez un plan en mode 4 P avant de l'acter. Votre stratégie doit intégrer la connaissance que vous avez de vos interlocuteurs et de ce qui peut les énerver ou les enfermer dans leur coquille. Surtout, identifiez un point fort ou une qualité de votre interlocuteur avant de vous lancer. Si vous n'y parvenez pas, abandonnez cette méthode dans cette situation et avec cette personne spécifique.

Les points clés pour réussir les « 4 P »

- Commencez avec des personnes de confiance.
- Ralentissez votre respiration et parlez plus lentement que d'habitude.
- Trouvez un ton de voix ferme et assuré. Entraînez-vous avant en écoutant votre voix et en chauffant votre gorge.
- Accompagnez votre intervention de gestes suffisamment soutenus et extériorisés.
- Regardez votre interlocuteur.
- Accordez-vous une minute pour présenter l'ensemble des « 4 P » ; les échanges doivent avoir lieu après.
- Dites-vous : « je vais jusqu'au bout » et si l'autre vous interrompt, dites-lui qu'il pourra s'exprimer bientôt.
- Prononcez vos arguments avec assurance.
- Insistez sur les mots clés.

Les pièges à éviter

- Vous excuser de provoquer cette confrontation, vous n'avez pas à être désolé d'exprimer votre colère.
- Faire comme si ce n'était pas grave.
- Arborer un sourire.
- Crier, parler trop vite.

.../...

.../...

- Émettre des jugements de valeurs.
- Faire du chantage.
- Confondre 4 P et leçon de morale.
- N'avoir qu'une solution en tête.
- Appliquer la méthode alors que vous avez déjà rompu avec l'autre dans votre tête.

Des méthodes plus osées

Vous avez déjà un beau programme complet en appliquant la méthode « je », la formule des « trois phrases » et celle de « 4 P ». Appropriez-vous-les, expérimentez-les et acceptez de vivre quelques échecs. Les ratages font partie du parcours de réussite lorsque vous savez les transformer en occasions apprenantes. Lorsque vous vous sentirez à l'aise avec ces méthodes, vous serez en mesure de varier de menu en adoptant d'autres approches plus osées. Vous ferez preuve d'agilité comportementale, accroissant ainsi la proportion de colère saine par rapport à ses autres formes : inhibée, exacerbée ou déguisée.

Le sphinx

Le Sphinx de Gizeh, en Égypte, est une sculpture monumentale taillée dans le roc d'un promontoire naturel. Il a été abîmé par l'érosion et les hommes, mais il reste majestueux et semble éternel. Si vous l'avez vu, il vous a probablement procuré une sensation de calme et de sérénité. La technique du sphinx, appliquée aux situations à forte intensité agressive vous permet de garder calme et sérénité. Le « sphinx » est particulièrement approprié lorsque vous recevez un flot de critiques intempestives ou injustifiées. Vous pourriez, mû par un

98

excès de colère, être tenté par des réponses agressives du tac au tac, marcher sur les pieds de votre interlocuteur. Vous pourriez aussi vous renfermer dans votre coquille, accumulant ainsi de la colère inhibée.

La technique du sphinx poursuit trois buts :

- Vous installer en mode lent afin de vous dissocier de la colère sourde qui monte en vous. Vous atténuez ainsi la fébrilité qui vous met en état d'urgence. Lenteur, calme et distance vont de pair.
- Diminuer, voire stopper le flux de propos agressifs. Vous ne contribuez pas au déploiement de l'énergie intempestive. Vous laissez « passer l'orage » sachant que celui qui crie ou vous agresse ne vous écoutera pas.
- Préparer vos interventions ultérieures auprès de la ou des personnes qui vous agressent, quitte même à conserver le silence.

Si vous êtes debout, installez-vous bien sur vos deux pieds en élargissant le polygone de sustentation pour être bien en équilibre. Cette posture est particulièrement utilisée dans les sports de combat où, en écartant les jambes, on augmente la surface de ce polygone et sa stabilité. Vos bras sont le long du corps.

Si vous êtes assis, installez bien votre postérieur sur votre chaise, et appuyez votre dos sur le dossier. Vos bras sont sur vos genoux ou posés sur la table s'il y en a une.

Votre visage est impassible, ni fermé, ni trop souriant. Vous regardez l'autre ou les autres sans baisser les yeux ni adopter un regard trop appuyé.

À chaque agression, abstenez-vous de répondre verbalement. Faites simplement « oui » de la tête. Non pas un « oui » d'acquiescement mais un « oui, j'ai compris ce que vous venez de dire ». Aucun geste intempestif de votre part, ralentissez le rythme de votre respiration tout en l'amplifiant. Faites de même dans le cas d'attaques et de critiques groupées.

Pour vous consolider mentalement vous pouvez vous dire en votre for intérieur : « il attaque parce qu'il est énervé », « il veut tester ma solidité », « il est maladroit, il pourrait me dire la même chose de manière plus coopérative », « il n'y a pas de gens méchants mais des gens souffrants »… et tout autre dialogue interne qui atténue la portée des agressions.

Exercice : Entraînez-vous à la technique du sphinx

Si cette méthode ne vous est pas coutumière, entraînez-vous d'abord avec des proches. Demandez-leur de formuler de manière intempestive et agressive des critiques de mauvaise foi à votre égard. Tenez au moins 3 minutes, et demandez-leur ensuite des conseils personnalisés afin que vous progressiez.

Le « sphinx » est une méthode qui peut être efficace, appliquée isolément. Si jamais vous souhaitez répondre en faisant preuve de saine colère et « calmer le jeu » avec vos interlocuteurs agressifs, reposez-vous sur ce socle pour l'enrichir des quatre méthodes additionnelles suivantes.

L'édredon

L'édredon consiste à amortir les chocs. Prenons un exemple simple pour commencer.

> **Exemple : La chemise à fleurs**
>
> Imaginez que vous ayez ce matin décidé de mettre un jean avec une chemise à fleurs. Un collègue vous dit à l'emporte-pièce, en public : « Tu as mis un jean avec une chemise à fleurs ! C'est tout simplement inélégant et trop voyant ! »
>
> Que lui répondriez-vous ? Répondez avant de lire la suite.
>
> ....
>
> ....
>
> ....

Voici la démarche générale : lorsque l'on vous relate des éléments constatables et vérifiables, acquiescez en disant : « C'est vrai » ou « très juste ». Lorsque l'on vous assène des opinions ou des jugements de valeur intempestifs, répondez : « c'est un point de vue », ou « c'est une opinion », sans ajouter aucun commentaire. D'une part, vous assumez vos choix et d'autre part vous faites œuvre de pédagogie en permettant à l'autre de différencier fait et opinion.

Revenons à notre exemple : « Lorsque tu me dis que je porte un jean avec une chemise à fleurs, c'est vrai. En revanche, lorsque tu affirmes que c'est inélégant, c'est une opinion. »

Ces deux phrases sont prononcées lentement sans aucun signe de fébrilité, tout en adoptant la posture du sphinx. Résistez à l'envie de provoquer en retour en disant : « tu es de mauvaise foi » ou « c'est toi qui n'as aucun goût ! » ou « De quoi te mêles-tu ? »

Ceci étant dit, sachez discriminer critique injustifiée et conseil avisé. Par exemple si votre collègue vous dit : « Tu as mis un jean et une chemise à fleurs. Et de mon point de vue, tu prends un risque pour la réunion de cette après-midi avec le client Untel que je connais bien et qui est très vieille France. » Dans ce cas remerciez votre collègue, changez de tenue, ou assumez la vôtre complètement.

Le disque rayé

Le disque rayé est un additif aux deux méthodes précédentes. Il s'agit de faire face, en répétant votre choix, aux soi-disant conseils qui masquent des tentatives de déstabilisation ou aux prescriptions trop normatives à votre goût.

Reprenons l'exemple précédent. Votre collègue ajoute : « Tu serais beaucoup mieux en tenue classique. » Vous répondez alors : « je me préfère comme cela » ou « je n'aime pas le style classique » ou « je m'assume comme je suis » ou, encore plus fort : « On me l'a déjà dit, mais je me préfère dans cette tenue. »

Le disque rayé est aussi une méthode judicieuse pour présenter des réclamations ou résister à des sollicitations qui vous déplaisent.

L'intention

Partant de l'hypothèse que tout comportement humain est motivé par une intention, il s'agit de prendre du recul et de mieux aider les autres à prendre du recul lorsqu'ils vous agressent, vous manipulent ou tentent de vous déstabiliser.

Prenons trois exemples où la colère pourrait monter en vous, risquant ainsi de vous mettre en situation de panique.

1er exemple

Imaginez que vous soyez un chef de projet animant une réunion avec des collègues pour leur signifier que le délai est largement dépassé. Énervé par la présentation des faits, un participant vous assène de manière tonitruante, en public : « Tu n'es qu'un valet de la direction ! Tu mets toujours la pression sur les délais ! Tu es un esclavagiste ! » Vous trouvez cette assertion injuste.

Que feriez-vous dans cette situation ?

....

....

2e exemple

Une « amie » arborant un sourire ironique vous interpelle en vous posant une question : « Es-tu sûre que ton couple va bien ? J'ai cru comprendre qu'il y avait de l'eau dans le gaz. » Cette allusion vous agace et vous trouvez que votre amie, avec cette question insidieuse vous persécute.

Que feriez-vous dans cette situation ?

....

....

3e exemple

Paul adore la danse classique. Lors d'une soirée, alors qu'il vante les mérites d'une version de *Roméo et Juliette* l'un des convives, avec un ton sarcastique lui dit « Je ne voudrais pas t'influencer, mais ne penses-tu pas que tu devrais t'adonner à des activités plus viriles ? »

Que feriez-vous dans cette situation ?

....

....

L'intérêt de la méthode de « l'intention » réside dans sa simplicité. Pas la peine de préparer des arguments et de faire preuve de sens de la repartie. La méthode s'applique aux trois exemples précités et à de nombreuses autres agressions ou tentatives de déstabilisation.

Adoptez la posture du sphinx et ralentissez votre respiration en regardant l'autre dans les yeux ou en optant pour un regard circulaire au groupe. Économisez vos gestes et parlez avec un ton ferme sur un débit plus lent que lors d'une conversation courante. Surtout, ne cherchez ni à convaincre, ni à vous défendre, ni à contre-attaquer. Dites simplement : « Lorsque vous dites (ou faites cela), quelle est votre intention ? » et attendez une réponse. L'autre comprend alors que vous prenez de la distance et que vous ne le laisserez pas vous déstabiliser.

Après avoir appliqué *stricto sensu* la consigne ci-dessus, vous pourrez varier la forme de vos questions. Exemples : « Quel est votre objectif quand vous me dites cela ? » « Que voulez-vous, au juste, quand vous me dites cela ? » « Quel est le but de votre interpellation ? »

Puis, lorsque vous serez à l'aise avec cette méthode, vous oserez poser des questions encore plus puissantes : « Votre intention est-elle de me déstabiliser ? » « Votre but est-il de m'humilier en public ? » « Souhaitez-vous me faire du mal en me disant cela ? »

Enfin, encore plus fort, demandez : « Quelle est votre intention positive lorsque vous me dites (ou faites) cela ? »

Reflet, antithèse, réponse coopérative

Lorsque vous serez aguerri et confiant en appliquant les méthodes précédentes, vous pourrez vous adonner à cette dernière qui requiert courage et détermination.

Prenons un exemple : un collègue, suite à une erreur de votre part, vous assène : « Tu es un incapable, on ne peut pas te faire confiance ! » Certes, vous avez commis une erreur, mais vous estimez que sa réaction est disproportionnée, dévalorisante et illégitime. Votre objectif est de maintenir avec ce collègue un bon niveau de coopération malgré votre erreur et malgré sa réaction intempestive. Décrivons la partie visible de la méthode.

Reflet : Sur le même ton, la même intensité, le même rythme que votre collègue : « Tu viens de me dire : tu es un incapable, on ne peut pas te faire confiance ! Est-ce bien cela ? » Si l'autre, prenant conscience de la violence de ses propos répond : « J'ai exagéré » ou « mes mots ont dépassé ma pensée », vous vous arrêtez là. Si l'autre vous répond : « Oui, c'est bien cela ! », vous poursuivez avec l'antithèse.

Antithèse : Vous ajoutez alors : « Certes, j'ai commis une erreur, mais de là à me traiter d'incapable, je ne suis pas d'accord. Tu pourrais me dire les choses plus calmement et moins à l'emporte-pièce. » Si l'autre répond : « Oui, tu as raison, j'y vais trop fort », vous arrêtez là. S'il répond : « Je me moque de tes états d'âmes ! », vous passez à la réponse coopérative.

Réponse coopérative : Adoptant un ton plus solennel, vous affirmez *:* « Saches que je tiens à continuer à coopérer avec toi, malgré cet incident. » Si l'autre se calme, ouf, vous reprenez des relations normalisées. Si l'autre persiste, n'insistez plus, et acceptez de rompre avec lui, tout du moins en pensée et dans le cœur.

Vous l'avez sûrement compris, cette méthode intègre toutes les précédentes. Elle ne se réduit pas à une leçon de vocabulaire. Mettez-y votre grain de sel avec les mots et expressions qui vous sont coutumiers et vous mettent à l'aise. Gardez de la distance et prenez de la hauteur par rapport à l'incident. Restez lent dans votre rythme intérieur et votre respiration. Dites-vous que l'autre n'est pas méchant et qu'il est simplement maladroit. Soyez bienveillant par rapport à vos propres erreurs et maladresses. Acceptez que la méthode ne marche pas à tous les coups, mais au moins qu'elle vous évite l'escalade violente. Et bien sûr ne l'appliquez que si votre intention est d'aboutir à des relations coopératives.

Pour conclure, les points communs de ces méthodes : distance, lenteur, tri

Trois attitudes concomitantes participent du mode d'emploi de la saine colère : distance, lenteur et tri.

La **distance**, c'est à la fois une prise de recul, une capacité à vivre les événements en se dissociant. Il faut « tenir la distance », c'est-à-dire ménager son énergie pour tenir longtemps sans s'épuiser avec des excès répétés de colère. Lorsque les situations se tendent et que la colère émerge en vous, extirpez une part de vous de la crise pour la voir de plus haut. Cette technique apparaît artificielle au premier abord, mais tout le monde est capable de l'appliquer. Par exemple, lors d'un prochain entretien ou d'une réunion, vivez-la pleinement tout en observant vos faits et gestes ainsi que ceux des autres. Vous verrez la scène autrement et vous trouverez de nouvelles ressources pour affronter les moments difficiles. Vous aurez alors une vue plus large dans le temps et l'espace que si vous étiez resté collé à l'événement. Les spécialistes de la dissociation appellent cela l'« effet hélicoptère. »

La colère qui émerge en vous accélère vos rythmes : cardiaques, respiratoires, gestuels et verbaux. La colère vous met en situation d'urgence, voire en panique. Il convient donc de reprendre le pouvoir sur soi et les autres grâce à la lenteur. Paniqué, vous êtes à la merci de vos émotions brutes et des autres. Plus vous parlez vite, respirez vite, plus l'urgence s'impose. Ce que l'on appelle couramment « garder son calme » n'est en fait qu'une technique de **lenteur**. Lorsque vous allez trop vite à réagir et à répondre vous risquez de devenir incohérent. Lenteur et cohérence vont de pair. Notez au passage que les professionnels des urgences – pompiers, médecins, agents de sécurité – agissent lentement pour adopter les gestes utiles et efficaces.

Le **tri** est la clé de la pertinence. Ne laissez pas les autres confondre fait, opinion, jugement de valeur, sentiments lorsqu'ils vous agressent. Ne les confondez pas non plus. Lorsqu'un fait est exact ou non, vous pouvez le vérifier. En revanche, face à des opinions et des jugements de valeurs arbitraires vous pouvez renvoyer à l'autre : « c'est votre opinion » ou « les goûts et les couleurs ne se discutent pas » et ajouter ensuite : « revenons-en aux faits » pour dépassionner le débat et atténuer la colère exacerbée.

Distance, lenteur et tri sont indissociables, commencez par l'une de ces compétences et vous verrez que les autres s'installent naturellement. Débutez par celle qui vous convient le mieux.

Résultats et commentaires du test de la page 89.

(En gras l'intervention la plus judicieuse, véhicule de la saine colère)

- Après que vous ayez formulé une opinion, votre interlocuteur vous dit : « Tu es complètement incompréhensible. »

  1. C'est toi qui ne comprends rien. *Contre-attaque, manifestation d'une colère exacerbée.*

  2. Tu ne veux pas me comprendre. *Autre forme de contre-attaque avec tentative de déstabilisation.*

  3. Cela m'ennuie, que veux-tu que je précise ?

  4. Tu n'es pas le premier qui me le dit. *Soumission, colère rentrée et intériorisation de la frustration, plus auto-dévalorisation personnelle.*

- Vous avez voulu ce matin, changer de look en arborant des couleurs vives. Un ami se moque de vous en public en vous disant : « Ta tenue est particulièrement inélégante. »

  1. On ne peut pas plaire à tout le monde. *Évitement, probablement lié à un agacement.*

  2. Je me fiche de ton opinion. *Contre-attaque, manifestation d'une colère exacerbée.*

  3. C'est un point de vue, je m'aime comme cela.

  4. J'étais pressé ce matin, j'ai mis ce qui me tombait sous la main. *Justification, signe d'une colère étouffée.*

- Vous avez adoré un film mais quelqu'un affirme : « C'est un navet ! »

  1. J'assume, j'ai aimé ce film.

  2. Tu n'as aucun goût. *Contre-attaque, manifestation d'une colère exacerbée.*

  3. Pourquoi ? *Question qui va produire une discussion sans fin et probablement une escalade.*

  4. Encore un point de vue élitiste. *Contre-attaque « policée », manifestation d'une colère déguisée.*

- Votre conjoint rentre du travail et omet de dire : « C'est l'anniversaire de notre rencontre. »

    1. N'aurais-tu rien oublié aujourd'hui ? *Tentative de manipulation signe d'une colère déguisée.*
    2. En fin de compte, je ne suis rien pour toi. *Affirmation, manifestation d'une colère inhibée susceptible de se transformer rapidement en colère exacerbée.*
    3. **J'attendais que tu me dises que c'est l'anniversaire de notre rencontre.**
    4. Je suis fatigué ce soir, annulons notre sortie cinéma. *Colère vécue transformée en fatigue.*

- Un collègue vous avait promis de vous remettre un dossier aujourd'hui et il vous annonce qu'il a pris du retard car il a eu d'autres priorités à traiter.

    1. Je suis donc moins prioritaire que les autres. *Manipulation, signe d'une colère déguisée.*
    2. **Je ne suis pas content d'être mis devant le fait accompli aujourd'hui sans avoir été prévenu.**
    3. Si j'ai bien compris, on ne peut pas te faire confiance. *Contre-attaque, manifestation d'une colère exacerbée.*
    4. Ce n'est pas grave, quand pourras-tu me remettre le dossier ? *Atténuation, colère inhibée.*

Vous, votre colère et les autres

Il faut souvent être deux pour être en colère : en réalité vous faites partie d'un système que vous pouvez, *a priori*, rejeter. La démarche systémique, élaborée par l'école de Palo Alto aux États-Unis, met en relief une nouvelle approche de la communication et des relations d'influence. Son principe fondateur : « On ne peut pas ne pas communiquer, on ne peut pas ne pas influencer. » Dans le cadre de notre sujet, la colère, cette démarche vous permet de mieux comprendre les interactions et les escalades qui peuvent conduire de la colère à la violence. L'approche systémique offre également des méthodes simples qui arrêtent ce processus de manière très rapide et totalement indolore pour vous comme pour autrui.

La démarche systémique

L'approche systémique est constructiviste, c'est-à-dire qu'elle considère la réalité comme une construction de l'esprit, subjective et en perpétuelle interprétation ; quand ces interprétations déclenchent de la souffrance, il convient de « recadrer » cette réalité trop douloureuse de façon à la rendre plus acceptable au quotidien.

Mais la démarche systémique est également à multi-niveaux : elle fait référence aux niveaux d'évolution, du niveau individuel jusqu'au niveau spirituel, en passant par le niveau du groupe. Le niveau idéal de traitement du problème n'est pas le niveau apparent, mais bien le niveau au-dessus de celui-ci. Par exemple, si votre enfant se met en colère parce que vous lui demandez de se brosser les dents, le problème peut être traité au niveau apparent du comportement, ou bien au niveau au-dessus qui pourrait être la valeur de respect des parents, ou bien aussi au niveau émotionnel où il présente une incapacité de tolérance à la frustration. Traiter une difficulté au niveau supérieur permet d'augmenter la rapidité et l'efficacité de résolution du conflit. La colère est souvent déclenchée par une personne dans un environnement spécifique, ainsi s'établit une relation ou un « système relationnel ».

Il est aussi plus simple d'analyser les relations entre individus que de comprendre parfaitement les psychologies individuelles. En travaillant sur les processus de la colère plutôt que sur les contenus, vous êtes dans « l'ici et maintenant », plus facile d'accès que le passé et l'avenir, sujets aux interprétations de toutes sortes.

> **Exemple : Un problème du quotidien**
>
> Vous vous disputez avec votre partenaire au sujet d'un problème du quotidien.
>
> 1re hypothèse : vous criez tous les deux de plus en plus fort, ce qui a pour effet d'augmenter le stress et la colère de chacun. Il est à ce moment-là tentant de répéter la même action avec plus d'intensité pour épuiser ou soumettre

112

l'autre. Quand cette répétition est symétrique à celle de la partie adverse, l'échec de la relation est assuré !

2ᵉ hypothèse : il crie de plus en plus fort, et vous vous taisez en le regardant froidement.

3ᵉ hypothèse : il crie de plus en plus fort et vous vous écroulez progressivement, terrassé par sa violence verbale.

4ᵉ hypothèse : vous vous dites que s'il ne disait rien, cela pourrait être pire, et vous considérez ce mode de communication comme une dynamique de la relation qui signifie quelque chose d'utile dans vos rapports ; à décoder ensemble.

Qu'allez-vous changer dans cette relation ? Modifier un élément revient à modifier le système dans son ensemble, ce qui veut dire qu'avant de supprimer la colère, il est utile de vous poser la question : « Qu'est ce qui va remplacer la colère dans ma relation avec autrui dès à présent ? » Le changement le plus économique est celui qui, avec une petite action accomplie, produira le plus gros effet bénéfique sur le système relationnel familial, professionnel et social. De préférence aux moindres coûts humains, financiers et techniques.

Le changement sera réussi et la colère mieux gérée, mieux acceptée, pour autant que le sens que vous donnez à votre action ira dans le sens du système de valeur familial ou social impliqué. Par exemple, une famille qui donne du sens à son fonctionnement par la passion des rapports qui unissent ses membres ne sera pas prête à lâcher tout de suite les comportements colériques, synonymes d'affection et donc de cohérence familiale. Un changement bénéfique sera donc plutôt articulé autour de la cohérence familiale qu'autour de l'abandon de la colère.

De même pour une entreprise : si un service fait état de rapports tendus avec les autres services, supprimer le service ou renouveler tous ses membres ne sera en rien une garantie d'efficacité ultérieure pour la société. Mieux vaut étudier les rapports entre les services pour affiner son analyse de la situation, et effectuer un ou deux petits changements améliorant l'ensemble du système. Il se peut que les difficultés viennent de deux personnes qu'il suffira de ne plus mettre en contact pour que les relations de travail s'apaisent enfin entre tous les collaborateurs. Dans cet exemple, on ne tire pas au canon sur un moustique, on fait plus avec peu de moyens, et c'est beaucoup plus économique.

Dans le même temps, rappelez-vous que la colère abandonnée sera inévitablement remplacée par autre chose car la dysfonction du système garantit son bon fonctionnement global. Donc, à vous de mettre en place une solution alternative acceptable par les parties impliquées dans la relation.

Comment changer ensemble

Pour commencer, abandonnez quelques idées reçues :

- les mêmes causes produisent les mêmes effets ;
- le problème est lié aux caractères des personnes ;
- il faut absolument chercher les causes profondes ;
- l'important, c'est de rester dans la normalité.

Prendre de la hauteur

Si vous êtes en colère contre quelqu'un, que vous montriez votre colère ou que vous la cachiez, prenez conscience d'un point essentiel : vous n'êtes pas hors du système conflictuel, vous en faites partie. Donc, assumez l'idée qu'autrui réagit en fonction de vos réactions, et analysez vos comportements comme les siens de façon à en comprendre la cohérence, la répétition, et donc la prévisibilité ! Prenez de la hauteur à ce moment-là, et imaginez que vous regardez la situation de l'extérieur : que voyez-vous ? Comment agissez-vous ? Comment agit-il ? Si vous pensez à la situation, faites-vous une image et visualisez-vous de l'extérieur regardant la scène où vous-même et l'autre personne êtes présents. Cette dissociation vous aidera à relativiser la situation.

Arrêter les escalades systémiques

Les escalades systémiques se mettent symétriquement en place de la façon suivante.

1. **Point de départ** : votre ami(e) vous demande « Où as-tu rangé les clefs ? » avec un air contrarié.
2. **Phase d'accroche** : vous répondez à sa demande avec une voix un peu irritée : « Je ne sais pas, c'est toi qui les as rangées hier soir. »
3. **Phase d'échanges tendus** : « Mais non, c'est toi qui les as eues en mains en dernier ! – Pas du tout, tu sais bien que je ne m'occupe pas des clefs, c'est toi ! »
4. **Phase de conflit** : « Tu dis n'importe quoi ! Je ne peux jamais compter sur toi ! J'aurais mieux fait d'aller au cinéma le jour où je t'ai rencontré(e) ! »
5. **Phase de silence** : chacun fait silence, une gêne s'installe et les protagonistes se disent qu'ils sont peut-être allés trop loin.
6. Chacun se quitte fâché et déçu de la relation. **Fin de l'escalade symétrique.**

Pour en sortir, commencez par identifier la mise en place précise des premières phases, et intervenez pour arrêter le processus dès que possible, dans l'idéal en phase 1 ou 2, au plus tard au début de la phase 3.

Quelques pistes d'interventions systémiques dans ces premières phases

Mettre à jour le jeu : « Si nous commençons comme cela, voilà ce qui va arriver : tu vas me dire… Je te répondrai… et alors tu me rétorqueras… et nous finirons par nous disputer ». En fait, lui raconter tout ce qui va se passer selon les six phases du jeu négatif systémique décrit ci-dessus.

Clarifier le but du jeu qui se met en place : « En fait, ce que tu souhaites, c'est que l'on se dispute, c'est bien cela ? Je ne le souhaite pas. Ce que je souhaite, c'est… » (suivi d'une idée positive pour la relation).

Interrompre, « désescalader » : « Bon, si nous continuons ainsi, nous allons finir par nous disputer, et là, quand nous serons bien énervés, nous aurons encore moins de chance de trouver ces foutues clés, restons calmes, cela sera plus efficace. »

Faire de l'humour (pas de l'ironie) sur ce qui se passe : « Ce qui compte, c'est que j'ai trouvé les clés de ton cœur comme tu as trouvé les clés du mien. »

Revenir sur les valeurs : « OK, nous avons maintenant un problème pour prendre la voiture ; et ce qui compte, c'est que nous nous aimons ; donc restons cool et trouvons ensemble ces clés, puis nous pourrons partir comme prévu. »

116

S'allier autour d'un objectif commun : « Ce qui compte, ce n'est pas de retrouver les clefs de la voiture maintenant, c'est de se rendre à ce concert comme prévu ; alors, prenons un taxi ! »

Créer un « espace solution » : c'est un endroit différent de « l'espace problème » où vous avez commencé à vous disputer. Choisissez un endroit calme et sécurisant de la maison où vous pouvez réfléchir tranquillement, par exemple la cuisine où vous prendrez un thé en vous remémorant ensemble la dernière fois que vous avez utilisé vos clés.

Confronter le jeu : « Je ne veux pas jouer à ce jeu-là, je n'ai pas envie d'y laisser de l'énergie, de me stresser et de dire des paroles qui dépassent ma pensée. »

Recadrer : c'est s'aider soi-même et aider autrui à voir les choses autrement, et de façon plus positive ; par exemple, c'est considérer que « la bouteille est à moitié vide ET aussi à moitié pleine ». Très utile pour réinterpréter positivement les difficultés que vous rencontrez au quotidien, le recadrage aide à « voir la vie du bon côté ».

Il existe deux types principaux de recadrages : les **recadrages de sens**, et les **recadrages de contextes**.

Dans le cas des recadrages de sens, le but systémique est de permettre à autrui de considérer qu'une autre réalité, une autre vision des choses, est aussi vraie que celle qui lui cause des difficultés à vivre. À partir d'un même problème, vous remplacez la conclusion A d'origine par la nouvelle hypothèse B ; et si vous avez bien pris en compte les besoins, attentes et valeurs d'autrui, votre recadrage fonctionne avec cette nouvelle hypothèse B ; dans le cas contraire, il faut tenter autre chose, avec une autre hypothèse C.

Par exemple, votre ami se met en colère, et vous en tirez la conclusion qu'il fait cela parce qu'il ne vous aime pas (A). Et si vous commenciez à penser qu'il agit ainsi justement parce qu'il vous aime et qu'il souhaite se montrer sincère avec vous sur son ressenti (B) ? Vous pouvez aussi vous dire qu'il se met en colère car il souffre et qu'il ne sait pas comment vous en parler d'une autre manière (C) ?

Dans le cas des recadrages de contexte, le but systémique est de montrer à votre interlocuteur que dans un contexte A, ce qu'il dit peut être vrai, mais que dans un contexte B ou C, il en sera tout autrement. Le recadrage s'opère donc car la personne relativise elle-même son évaluation de la situation et le jugement qui en découle.

Par exemple, vous éprouvez souvent des difficultés à vous mettre en colère face à autrui ; vous vous le reprochez et vous attribuez ce comportement à un manque d'affirmation de soi ; vous culpabilisez, et le cercle vicieux tourne plutôt bien ! Comment voir les choses autrement ? Prenez un contexte, ou deux, où se mettre en colère risque de se révéler vraiment contre-productif, inutile, et même peut vous mettre en danger… comme par exemple se mettre en colère face à un gros chien qui aboie, une personne ivre, une personne en état de choc. Le résultat risquerait d'être quelque peu imprévu et sans doute négatif pour vous.

Le bénéfice caché

Pour accepter le comportement de quelqu'un, vous avez souvent besoin de le comprendre, et dans certains cas, lorsqu'autrui semble très différent de vous, cela s'avère difficile ; il s'ensuit un rejet de la personne et de ses actes, avec à la clé des réactions de colère. Penser qu'il existe un bénéfice caché à cette réaction apparemment incompréhensible et chercher à le découvrir, peut très vite apaiser les rapports relationnels.

Par exemple, les enfants et les adolescents se mettent en colère ou boudent souvent lorsque vous leur dites de se coucher plus tôt le soir, d'éteindre Facebook, ou de passer moins de temps sur leurs jeux vidéo. Ils ne comprennent pas votre colère liée au non-respect du principe de réalité : être plus reposés le lendemain pour étudier à l'école. Ils sont dans un autre registre, à savoir le principe de plaisir : profiter de l'instant présent et des copains en ligne sur le Net. En retour, leur colère suit le même schéma. Pour en sortir au plus vite, chacun doit expliquer à l'autre le bénéfice caché de son comportement, afin de rendre celui-ci plus compréhensible, et donc plus acceptable. Les tensions s'apaisent, puis vient alors le moment de la négociation.

Prescrire le symptôme

Proposer à autrui d'aller dans le sens de ce que vous souhaitez éviter peut sembler très paradoxal et même surprenant, et pourtant, cela fonctionne. Par exemple, aller dans le sens de la colère de votre interlocuteur et l'encourager à en faire encore plus va le surprendre, surtout si vous l'incitez sans ironie, et avec un air vraiment neutre. Il va alors se produire quelque chose d'étonnant : la personne va vous regarder avec incrédulité, puis va entrer en réflexion profonde, car elle est maintenant face à « une double contrainte ». Soit elle ne se met pas en colère et elle va se sentir frustrée, soit elle se met en colère et ce faisant vous obéit, ce qu'elle ne souhaite pas vraiment.

Il va s'ensuivre une certaine confusion mentale où l'état interne de colère va télescoper celui de la surprise ; il en résultera un comportement mitigé de « colère molle », la personne va protester sans conviction, puis finira par laisser tomber la discussion.

Exemple : Le passeport

Vous allez récupérer votre passeport à la mairie, et vous faites deux heures de queue. C'est le samedi avant les vacances, tout le monde a eu la même idée que vous. Enfin, votre tour arrive, vous vous approchez du guichet pour obtenir votre passeport. La préposée le contrôle machinalement puis le reprend et vous dit : « Désolée, il y a eu une erreur d'impression, la photo a été mal scannée, il faut le refaire. » La surprise, la déception, puis la colère commencent à vous envahir et vous lui dites : « Mais enfin, vous auriez pu vérifier avant et m'avertir ! Me laisser un message par téléphone, m'envoyer un mail ! C'est une honte ! ».

À ce moment-là, votre interlocutrice vous dit d'une voix calme : « Monsieur vous êtes mécontent et vous avez raison, nous aurions dû vous prévenir ; ce n'est pas moi qui ai traité votre dossier, cela dit, c'est moi qui suis là aujourd'hui, et je suis donc responsable du suivi de ce dossier ; vous êtes mécontent, alors engueulez-moi. » Surpris, vous redites assez mollement l'objet de votre mécontentement. Il ne vous reste plus alors qu'à vous engager sur une date de résolution du problème, et vous partirez avec calme. La colère s'est évanouie.

Provoquer l'insupportable

Dans votre travail, en famille, vous pouvez avoir peur d'échouer, de rater dans les grandes largeurs une tâche qui vous a été confiée. Et si c'est le cas, vous risquez d'avoir surtout peur du « retour de bâton » de celui qui se mettra en colère face à vos difficultés au lieu de montrer un peu de compréhension. Si cette colère s'avère injuste, si les mots dépassent sa pensée, alors il conviendra de l'arrêter de façon systémique en provoquant l'insupportable. Votre interlocuteur fera machine arrière, sa colère s'apaisera, et les rapports redeviendront acceptables entre vous.

Exemple : Le rapport bâclé

Vous venez de rédiger un rapport d'une manière un peu bâclée. Il faudrait le compléter pour qu'il soit au niveau de qualité attendu par votre responsable. Celui-ci vient de le recevoir par mail et arrive furieux dans votre bureau ; il ne vous dit même pas bonjour, claque violemment la porte et commence à hurler : « Votre rapport est incomplet, c'est nul, vous bossez comme un cochon, c'est inacceptable ! Comment a-t-on pu embaucher des gens comme vous ? » Votre tendance naturelle pourrait être d'encaisser sans broncher, et de refréner votre colère naissante, et pourtant, vous décidez de lui tenir tête d'une manière systémique, en lui parlant de ce que vous ressentez face à son comportement : « Monsieur, quand vous dites que je bosse comme un cochon et que vous ajoutez "Comment a-t-on pu embaucher des gens comme vous ?", je me sens choqué et déstabilisé par vos propos. Si nos rapports à l'avenir doivent se dérouler ainsi au quotidien, je ne pourrai plus rester dans votre service et je demanderai ma mutation cette semaine. » À l'énoncé de ces paroles, votre interlocuteur est surpris, se rend compte qu'il est allé trop loin, et que vous allez partir du service sans doute sans être remplacé ; cela ne l'arrange pas du tout ! La colère qu'il ressentait vient d'être remplacée par l'inquiétude. Il fait alors machine arrière et cherche un terrain d'entente avec vous. L'incident est clos.

Dire ce que vous seriez tenté de dissimuler

Une erreur d'envoi de document important, une hésitation à prendre la parole en public, la destruction involontaire du dernier cadeau de belle-maman, un billet de train que vous avez oublié d'acheter… Toutes ces choses que vous seriez tenté de cacher, vous pouvez, en systémie, les mettre en avant. Souvent les personnes sont déjà au courant, ou vont l'être très vite, alors autant prendre à contre-pied vos interlocuteurs avec simplicité. Votre honnêteté désarmante fera mouche, le conflit sera évité et la colère disparaîtra aussi vite qu'elle était arrivée.

Exemple : Le billet d'avion oublié

Vous avez programmé avec votre compagne/compagnon un voyage dans le Sud, et comme vous avez pris peu de vacances ces derniers temps, vous y tenez tous les deux beaucoup. Votre compagne/compagnon insiste pour prendre l'avion qui est plus rapide et plus simple que le train. Vous résistez car vous avez peur de l'avion, mais ne lui avez jamais dit. Le week-end approche, et il/elle consulte le vol prévu sans trouver vos noms… Déçu(e) et en colère, il/elle commence à vous dire tout le mal qu'il/elle pense de votre attitude laxiste ; alors vous vous ouvrez à lui/elle : « C'est vrai je n'ai pas encore réservé les billets d'avion ; je ne l'ai pas encore fait car je souhaite te dire aujourd'hui que je souffre de la phobie des transports aériens ; je ne t'en avais pas parlé car je pensais régler cela pour notre voyage et te faire la surprise, mais j'ai besoin encore de quelques séances avec mon coach pour venir à bout de cette phobie. Dès que j'y serai parvenu(e), je réserverai deux billets pour partir avec toi au bout du monde, mais pour l'instant, je préfère, si tu es d'accord, que nous prenions le train pour ce week-end. »

Créer un surprenant contexte nouveau

En systémie, le changement du contexte entraîne bien souvent un changement de comportement des uns et des autres, et un changement du résultat habituellement obtenu s'ensuit. Le changement de contexte, comme par exemple le changement de lieu de travail lors d'un déménagement de l'entreprise entraîne une évolution des comportements, notamment concernant la colère. Parfois, les personnes habituées à se mettre en colère résistent à l'idée de ne plus se mettre en colère, et pourtant, grâce à la modification de contexte, la colère n'a plus de raison d'être. En fait pour la systémie, cette résistance indique que le changement est en train de se réaliser, c'est juste une question de temps…

Exemple : Le déménagement

La société X a décidé de déménager à plusieurs dizaines de kilomètres, et les salariés se sont retrouvés propulsés d'un centre-ville bouillonnant à une zone industrielle assez austère. La configuration des bureaux a changé, et les services ont été réorganisés. Auparavant, Nathalie et Jean-Paul qui gèrent des dossiers communs en parallèle, se disputaient près de la machine à café le matin, la colère montait vite entre eux, et chacun réagissait à sa façon à ces démonstrations d'agressivité verbale.

Aujourd'hui, les bureaux sont plus éloignés, Nathalie et Jean-Paul ne se croisent plus le matin à la machine à café, mais sont toujours amenés à communiquer par téléphone et par e-mail au sujet de dossiers qu'ils gèrent en commun. Leurs entretiens téléphoniques se passent bien, et le traitement des dossiers suit son cours. Les échanges sont plus apaisés et la colère a aujourd'hui disparu de leurs rapports.

À vous de tester dès maintenant ces outils : prenez un ou deux cas de colère auxquels vous êtes confronté, et tentez de trouver des solutions *via* les pistes proposées. Choisissez des situations dans lesquelles votre colère est excessive mais aussi dans lesquelles vous la minorez. Ne vous interdisez aucune piste *a priori*. Demandez-vous : « Qu'est-ce que donnerait cette colère si je tente telle ou telle piste pour la traiter ? » ; « Et si c'était possible d'agir ainsi, qu'est-ce que cela déclencherait comme résultats ? » Voyez ce que vous trouvez, sentez si cette solution vous correspond, puis réfléchissez aux étapes à franchir pour la pratiquer avec succès, et enfin testez-la dans la vraie vie !

Après la « systémie relationnelle », il est à présent utile de travailler sur votre « systémie personnelle » à partir d'un exercice qui va vous permettre de rencontrer trois personnes avec qui vous allez partager votre colère, ses racines, ses manifestations, et les solutions possibles pour en sortir.

Exercice : La colère avec les trois personnages

Avec cet exercice, vous allez obtenir des réponses auprès de trois personnages au sujet de votre colère, et vous allez pouvoir mieux vous connaître en découvrant tout ce qui est relié à votre colère. Vous pourriez être étonné par les réponses !

Avant de faire cette triple rencontre, détendez-vous. Choisissez un endroit calme, puis installez-vous confortablement. Vous pouvez être assis ou allongé. Ressentez votre corps, commencez par vos pieds, puis vos mollets, vos jambes, vos fesses, votre dos, vos épaules, vos bras, vos mains, votre tête, vos yeux, votre bouche, votre nez, vos oreilles…

Votre attention et votre ressenti corporel se déplacent maintenant vers votre gorge, votre thorax, et vous prenez trois profondes inspirations ; chaque inspiration vous permet d'évacuer votre stress, et vous amène à vous recharger en énergie positive. Puis vous descendez jusqu'à votre ventre ; et vous concentrez votre attention et votre ressenti sur votre nombril, chaud et calme…

Vous êtes déjà détendu, et vous êtes prêt maintenant à prendre conscience de vous-même et de votre colère.

Calme et détendu, vous allez vous rendre en pensée dans un lieu agréable pour vous.

À cet endroit, vous allez vous promener tout en pensant à ce qui provoque votre colère actuellement.

De quelle émotion s'agit-il précisément ? Êtes-vous fortement désappointé, contrarié, énervé, en colère, ou bien carrément furieux ?

Que se passe-t-il dans votre vie actuelle pour que vous ressentiez une telle colère ?

Cela vous est-il venu un beau matin au réveil sans que vous puissiez identifier précisément les origines de cette émotion ?

Avez-vous en tête le souvenir d'une situation qui déclenche à nouveau en vous de la colère ?

Êtes-vous énervé en ce moment par une personne, un comportement, une situation spécifique ?

Maintenant que vous avez pris conscience plus précisément de votre émotion, vous allez rencontrer en pensée une personne très positive pour vous ; vous la voyez s'approcher de vous, elle est plus âgée que vous, femme ou homme, elle s'avance et vous regarde avec bienveillance ; elle vous dit quelque chose de positif sur vous. Vous lui demandez alors : « D'où vient ma colère ? »

....

....

Écoutez sa réponse, que celle-ci soit une réponse sensorielle, un ressenti, ou bien une réponse verbale, puis remerciez-la de ce qu'elle vous a dit.

Maintenant vous rencontrez une autre personne très positive pour vous ; elle a le même âge que vous, femme ou homme, elle s'avance vers vous, vous regarde avec bienveillance, et elle vous dit quelque chose de positif sur vous. Vous lui demandez alors : « Quel est le sens de ma colère d'aujourd'hui ? »

....

....

Écoutez sa réponse puis remerciez-la de ce qu'elle vous a dit.

Et enfin, vous rencontrez une autre personne très positive pour vous ; elle est moins âgée que vous, femme ou homme, elle s'avance vers vous, vous regarde avec bienveillance, et elle vous dit quelque chose de positif sur vous. Vous lui demandez alors : « Que puis faire pour vivre autrement cette situation qui déclenche en moi de la colère ? »

....

....

Écoutez sa réponse puis remerciez-la de ce qu'elle vous a dit.

Promenez-vous quelques instants encore en pensée dans ce lieu agréable puis ressentez à nouveau votre corps dans sa globalité, respirez profondément trois fois, et revenez plus consciemment là où vous êtes assis ou allongé.

Maintenant que vous êtes totalement conscient, réfléchissez aux réponses que vous venez de recevoir de ces trois personnages :

Vous attendiez-vous à ces réponses ?

....

....

Que ressentez-vous en y pensant en ce moment ?

....

....

126

Que souhaitez-vous faire pour aller plus loin à partir des conseils et éclaircissements qui vous ont été prodigués ?

....

....

....

....

....

....

....

....

....

....

Ainsi la colère dans sa dimension systémique peut être traitée avec rapidité et succès. Les pistes d'action sont nombreuses et nécessitent souvent un peu de préparation ; les solutions proposées font appel à une dimension paradoxale, et à des pistes que vous n'auriez sans doute pas choisies spontanément ! Alors plutôt que de traiter la colère comme vous le faites d'habitude, avec les résultats habituels moyens que vous obtenez, demandez-vous : « Et si je testais l'une ou l'autre de ces méthodes systémiques dès demain ? »

Colère et Communication NonViolente

Dans notre culture, la colère est sans doute une des émotions qui interrogent le plus aux niveaux sociologique, sociopsychologique et socioculturel. D'une part, le sentiment lui-même peut être remis en cause par l'entourage et plus largement l'environnement social dans lequel évolue la personne. D'autre part, l'expression la plus courante de la colère – la violence, sous forme d'agressivité physique et/ou verbale – pose question. La plupart des expressions qui comportent le mot colère en sont l'illustration : exploser de colère, se mettre en colère, se mettre dans une colère noire, être rouge de colère, fumer de colère, passer sa colère, colère froide, colère bleue, colère mémorable, serrer les poings de colère. De même son illustration dans les bandes dessinées traduit son caractère dérangeant : tête de mort, éclair…

Or l'agressivité physique et/ou verbale n'est qu'une réponse possible face à trois ressentis cumulés que sont la contrariété, le stress et la peur de ne pas être capable de faire face à la souffrance. Ces réponses échappent à notre contrôle, sont conditionnées, peuvent surgir d'une colère trop longtemps réprimée (faisant écho à des situations antérieures qui peuvent être très lointaines mais réactivées par une situation semblable qui se répète).

Ces deux manières excessives de « soulager » sa colère sont des comportements qui ne correspondent pas, *a posteriori*, aux comportements que nous aurions souhaité mettre en place, et qui, de plus, auront des conséquences inverses et négatives par rapport à notre intention fondamentale mais inconsciente.

Le prix de l'expression « réactive » de la colère peut être élevé. Les relations aux autres en pâtissent, l'isolement est souvent le prix à payer, la santé en subira sûrement des conséquences. Elle est de plus inefficace, puisqu'il y a de fortes probabilités qu'elle ne remédie à rien, voire que tout empire. La colère peut s'exprimer de multiples autres manières et c'est en cela qu'elle est complexe.

Comme l'énergie brute de la foudre peut être meurtrière, l'électricité maîtrisée procure lumière et chaleur agréable. Comme de nombreuses situations quotidiennes nous placent devant la possibilité de laisser exploser notre colère, nous pouvons également faire le choix de la transformer en force utile. Alors comment apprendre à se mettre le moins possible en colère, sans pour cela se réprimer soi-même ? Et si la colère émerge, comment la vivre et choisir de l'exprimer, ou pas, tout en maintenant la relation à l'autre, tout en recherchant à satisfaire les intérêts et motivations de chacun, et – accessoirement – tout en préservant sa santé ? La Communication NonViolente nous apporte quelques éléments de réponse.

130

Les principes de la Communication NonViolente

La Communication NonViolente (CNV) a été inventée par Marshall B. Rosenberg. Il la définit comme « le langage et les interactions qui renforcent notre aptitude à donner avec bienveillance et à inspirer aux autres le désir d'en faire autant[1] ».

Assumer la responsabilité de ce qui est important pour soi

En assumant mieux la responsabilité de ce qui est important pour soi, le stade de la colère peut être dépassé pour se concentrer sur la résolution de la situation qui pose problème, sur l'attention aux besoins d'autrui et sur la négociation.

Pour ce faire, il convient d'intégrer en priorité trois dimensions.

1. Le lien entre stress douloureux, pensés déclenchantes et colère

Retenez bien l'équation suivante :

Stress douloureux + Pensées déclenchantes

ou

Pensées déclenchantes + Stress douloureux = Colère

2. Chacun est seul responsable de ses pensées et de ses sentiments face aux situations et aux actes d'autrui

Personne n'a le pouvoir de vous faire ressentir telle ou telle émotion. Chacun a donc l'entière responsabilité de ses propres sentiments de souffrance, et en cela il revient à chacun de modifier ses stratégies de gestion de pensées pour décider en conscience d'agir

---

1. Marshall B. Rosenberg, *La Communication NonViolente au quotidien*, Paris, Jouvence, 2003, p. 10.

131

plutôt que de réagir. « Personne ne fait quoi que ce soit pour quelqu'un d'autre, alors ne contribuez au bien de l'autre que si cela comble un de vos besoins. Sinon, il y a un risque de faire payer l'autre. Ne faites jamais quoi que ce soit pour l'autre, de toute façon vous ne le faites jamais, vous le faites toujours pour satisfaire vos propres besoins ! Faites les choses seulement si vous pouvez ressentir la joie d'un enfant qui donne à manger aux canards, sans trace de devoir ni d'obligation, car dans ce cas, l'autre n'aura pas à payer l'addition[1]. »

3. La colère est un mécanisme de défense

Ce mécanisme provient des jugements et reproches que nous portons sur un événement « stimulus » et qui se traduisent dans l'esprit par des « il faudrait/il ne faudrait pas », « c'est bien/c'est mal », etc. Mais lorsque nous nous relions vraiment à ce qui est important pour nous, la colère laisse place à des sentiments transformés et à nos besoins profonds.

Maintenir et développer une relation constructive : OSBD

La Communication NonViolente incite à chercher avant tout à assumer la responsabilité de ses choix et à améliorer la qualité de ses relations par un langage qui favorise la prise en compte des besoins profonds de chacun. Marshall Rosenberg propose quatre étapes dans l'utilisation de ce langage :

- **Observer** les actions concrètes qui ont des conséquences sur son bien-être (sans juger, sans interpréter) ;

---

1. Extrait de l'intervention de Marshall Rosenberg lors du séminaire à Ecully du 8 au 11 septembre 2007.

- Écouter ses **Sentiments** en rapport à son observation (sans l'évaluer) ;
- Identifier ses **Besoins** profonds, les valeurs qui découlent de ses sentiments (sans s'inscrire dans une quelconque stratégie) ;
- Formuler les **Demandes** concrètes pour enrichir sa vie (sans en faire des exigences).

1. L'observation

Elle est concrète, précise et objective. Elle vise à exprimer à mon interlocuteur où j'en suis, mon point de départ. Elle est factuelle et donc non discutable. Si nous amalgamons observation et opinion (interprétation, jugement), notre interlocuteur risque d'entendre une critique. En conséquence, il essaiera alors de « résister » à ce que nous sommes en train de dire.

Le tableau ci-dessous permet de différencier deux modes de communication : celui que nous utilisons habituellement et celui que la Communication NonViolente propose. Imaginons dans chaque cas la différence de réaction de notre interlocuteur selon notre manière de formuler notre observation.

Mode habituel	Mode CNV
Tu fais rarement ce que j'aimerais.	Les trois dernières fois que j'ai proposé une activité, tu as dit que tu ne voulais pas en entendre parler.
Tu ne passes jamais dans mon bureau.	Tu es passé trois fois dans mon bureau ce mois-ci.
Tu m'as menti à propos de tes notes.	Tu m'as dit hier avoir réussi tous tes contrôles, mais ce bulletin comporte deux notes en dessous de la moyenne.

| Exercice : Observation

Pensez à une situation précise et récente qui vous met en colère : qui est concerné, où cela se passe-t-il, quand cela se passe-t-il, que se passe-t-il, comment cela se passe-t-il ? Centrez-vous sur l'élément déclencheur de votre colère : un objet, une personne… Qu'observez-vous ? (c'est factuel, non discutable, sans interprétation ni jugement).

....

....

2. Les sentiments

Les paroles et les actes d'autrui peuvent être un facteur déclenchant, mais jamais **la cause** de notre sentiment de colère. Notre sentiment de colère provient de la façon dont nous choisissons de recevoir les actes et les paroles d'autrui pour nous protéger d'autres sentiments plus profonds. Ce choix se traduit par des jugements, des reproches, des « il devrait… / il ne devrait pas… » Continuons avec votre situation.

| Exercice : Les causes de ma colère

Ce que je me dis à propos de la personne contre qui je suis en colère : tous mes jugements, interprétations, analyses, diagnostic, comparaisons, « elle devrait/elle ne devrait pas… »

....

....

La colère a des fonctions communes à la honte et à la culpabilité car elles dépendent toutes de pensées déclenchantes et jugeantes : celles de la colère portent sur autrui, celles de la honte et de la culpabilité portent sur soi-même. Il est donc essentiel, si on veut vraiment se relier à soi-même, de prendre conscience du « film intérieur » que nous déroulons à notre sujet et d'écouter ce que nous disent nos juges intérieurs afin d'accéder à ce qui nous anime vraiment.

Exercice : Les causes de ma honte/culpabilité

Ce que je me dis à propos de moi-même : tous mes jugements, interprétations, analyses, diagnostic, comparaisons, « j'aurai dû/je n'aurai pas dû… »

....

....

....

Nous sommes davantage formés à diriger notre attention sur autrui et à le juger, qu'à être en contact avec nous-mêmes et à mettre des mots sur nos propres sentiments. Notre capacité d'expression s'est donc souvent réduite pour laisser la place à un vocabulaire moralisant et normatif. Observez ce que vous répondront vos interlocuteurs quand vous leur demanderez : « Comment te sens-tu ce matin ? » Dans la majorité des cas, ils répondront « bien » ou « moyen », etc. Dans d'autres cas, ils utiliseront des faux amis, des « sentiment-jugements », sans s'en rendre compte : je me sens abandonné (= tu m'abandonnes), je me sens agressé (= tu es agressif), je me sens déconsidéré (= tu me déconsidères)[1]… Voyez l'implicite et la réaction probable de votre interlocuteur, alors que la liste des mots qui correspondent à ce que nous ressentons est longue…

---

1. *Cf.* Marshall Rosenberg, *Les mots sont des fenêtres*, op. cit.

Entraînez-vous à mettre des mots justes sur ce que vous ressentez[1] : votre corps sait des choses que votre cerveau ne connaît pas. Un exemple : lorsque vous êtes face à un menu au restaurant, prêt à choisir ce que vous allez commander pour votre déjeuner, en dehors de tout raisonnement logique – qu'il soit financier, ou relatif au temps de cuisson car vous êtes pressé … – qu'est-ce qui fait que vous allez choisir ce plat plutôt qu'un autre ? C'est quelque chose de plus large que votre réflexion cérébrale qui vous aide à décider, et c'est pour apprendre à avoir accès à ce *quelque chose qui est juste pour soi à ce moment-là* que l'exercice qui suit vous est proposé.

Exercice : Les mots justes

Asseyez-vous dans un endroit calme, sans personne autour de vous susceptible de vous déranger. Centrez-vous sur vous-même : fermez les yeux, prenez conscience du contact des différentes parties de votre corps avec les éléments qui les soutiennent (sol, dossier de chaise, air comme un coussin, etc.).

Prenez également conscience des tensions qui s'exercent dans les différentes parties de votre corps, sans vous y arrêter plus que cela, juste en prendre conscience. Puis posez la question au centre de votre corps (entre nombril et poitrine), les yeux toujours fermés : « Comment c'est pour moi, là, maintenant ? »

Ne forcez pas la réponse, ne jouez pas aux devinettes en écoutant ce que votre cerveau vous propose. Laissez filer vos pensées. Attendez juste de voir si quelque chose émerge. Si rien ne vient, vous reprendrez le même entraînement demain, après-demain, etc. Si quelque chose émerge, qui n'est pas un mot mais plutôt de l'ordre d'une sensation, d'une couleur, d'une forme etc., prenez

---

1. Pour aller plus loin, voir Eugene T. Gendlin, *Focusing, au centre de soi : une porte ouverte sur le langage du corps*, Paris, Pocket, 2010.

le temps d'accueillir ce qui vient puis voyez quel mot (sentiment) correspond à ce qui vient d'émerger.

Alors, vérifiez : « ah, c'est … pour moi maintenant » et voyez si votre corps répond positivement ou pas. Le mot prononcé peut ne pas être tout à fait juste pour vous. Attendez encore de voir si un autre mot émerge.

Vérifiez encore. Et lorsque le ou les mots sont justes pour vous, restez avec quelques instants. Remerciez ensuite ce qui est venu, et recommencez le lendemain, le surlendemain, etc.

Une autre solution est de vous entraîner avec vos enfants : tant qu'ils ont encore pleinement cette capacité à ressentir, les enfants sont d'excellents « diffuseurs » de sentiments.

Et bien sûr, pensez aussi au côté intellectuel de votre entraînement : comme pour l'apprentissage d'une langue étrangère, constituez-vous un « dictionnaire » des sentiments qui aidera votre cerveau à développer ses connaissances linguistiques. Vous serez peut-être étonné de l'étendue de ce vocabulaire !

Revenons maintenant à notre situation.

Exercice : Le sentiment

Maintenant que vous avez exprimé les causes de votre sentiment de colère, et aussi de vos sentiments éventuels de honte et de culpabilité (vos pensées déclenchantes), c'est-à-dire ce qui vous empêchait d'accéder à vos sentiments profonds, voyons le ou les sentiments transformés qui émergent.

Que ressentez-vous maintenant vis-à-vis de la situation ?

....

....

Il est possible qu'il y ait plusieurs sentiments. Notez-les à condition d'avoir pris le temps de vérifier avec vous-même que ces sentiments correspondent bien à ce qui se passe pour vous maintenant.

Les sentiments profonds sont une porte d'entrée privilégiée pour accéder à ses besoins. Avoir conscience de ce qui nous anime (nos sentiments) nous permet d'identifier nos besoins. Reproches et jugements portés sur l'autre – ou sur soi – sont les expressions détournées de nos propres besoins non satisfaits.

Qu'est-ce qu'un besoin ? Commun à l'humanité entière, il est aussi individuel en fonction du poids que nous lui accordons. Un besoin est donc universel[1]. Il n'est ni bon ni mauvais, il n'est rattaché à aucune personne (« j'ai besoin que tu… ») ni à aucun objet (« j'ai besoin que la maison soit propre ») ni à aucune stratégie visant à sa satisfaction (« j'ai besoin de dormir, de manger… »). Voyons un exemple. Quand je (me) dis « il prend toujours plus de temps que n'importe qui pour expliquer ce qu'il a à dire », est-ce je me sens impatiente et mon besoin non satisfait est-il celui d'efficacité ? De considération ? Et/ou de réciprocité ?

3. *Le besoin*

Le besoin auquel j'attache de l'importance dans cette situation ne veut pas dire que la personne dont je parle n'y attache pas d'importance. Soit elle y attache aussi de l'importance à ce moment-là et sa stratégie pour satisfaire ce besoin est différente, soit elle donne plus de poids à un autre besoin à ce moment-là.

---

1. Paix, joie, partage, sérénité, harmonie, sens, clarté… Pour aller plus loin, *cf.* Marshall Rosenberg, *Les mots sont des fenêtres, op. cit.*

Et dans votre situation, quel est votre besoin ? Soyez attentif à ce que cela ne soit pas une stratégie pour satisfaire votre besoin. Vérifiez en vous posant la question : « Et quand mon besoin de… sera satisfait, quel besoin aura été en fait satisfait ? » Si en réponse vous identifiez un autre besoin plus profond, vous étiez sur une stratégie.

Exercice : Le besoin

Maintenant que vous avez trouvé votre/vos sentiment(s) transformé(s), voyons à quel(s) besoin(s) ce(s) sentiment(s) donnent accès.

Je me sens .... parce que j'ai un besoin de...............................

Je me sens .... parce que j'ai un besoin de...............................

Je me sens .... parce que j'ai un besoin de...............................

Je vérifie si mon besoin n'est pas une stratégie :

Et quand ce besoin de .... sera satisfait, quel autre besoin profond aura été en fait satisfait ?...

4. *La demande*

Maintenant que vous avez pris conscience de ce qui vous anime dans cette situation (sentiment et besoin) grâce à ce dialogue intérieur, vous pouvez entamer le dialogue avec autrui, c'est-à-dire faire en sorte que sentiments et besoins respectifs soient entendus. Puis, pour que le besoin ne soit pas vécu comme une critique par l'autre, il est nécessaire de faire une demande.

La demande n'est qu'une étape dans cette manière de communiquer, mais cette quatrième étape représente à elle seule la moitié du processus de lien (à moi-même ou à l'autre). Une demande est toujours faite dans l'idée de contribuer au bien-être et donc à la satisfaction de nos besoins et de ceux de l'autre ; ce qui signifie qu'un échange ne peut conduire à une conclusion tant qu'une demande n'a pas été formulée.

> **Exemple de demande**
>
> Vous êtes en train de déjeuner avec des amis au restaurant. Le patron du restaurant vous apporte votre plat. Plutôt que de dire : « Ce plat est beaucoup trop calorique : il suffit que je regarde les frites pour prendre 3 kilos ! » Transformer votre remarque en sentiment/besoin/demande aura sans doute un autre effet ! Essayons plutôt : « Je suis tenté(e) par ces frites, mais il est vraiment important pour moi de faire attention à ma santé : est-ce que vous pourriez me donner une salade à la place de vos frites maison ? »

Point important : une vraie demande se différencie d'un ordre ou d'une exigence car un « non » en réponse ne suscitera pas de réaction particulière. Pour vérifier si vous faites une vraie demande, observez-vous, et si « Est-ce que tu peux ranger ta chambre s'il te plaît ? » appelle un « non » en retour qui déclenche votre colère, alors il s'agissait très certainement d'une exigence implicite… Sinon, c'est que vous êtes prêt à dialoguer avec l'autre sur vos besoins respectifs, à entendre ses besoins derrière ce « non », avec l'intention de contribuer aux besoins de chacun.

Il existe trois types de demandes :

- **La demande d'empathie** : il s'agit de vérifier si l'interlocuteur a compris ce qui se passe pour vous en formulant « Serais-tu d'accord de me redire avec tes mots ce que tu as compris de ce qui se passe pour moi/de ce qui est important pour moi ? »

- **La demande de ressenti** : l'objet de ce type de demande est de situer l'interlocuteur de manière authentique et sincère. « Quand je dis cela, comment tu le ressens ? Qu'est-ce que cela te fait ? »

- **La demande d'action** : en lien avec le besoin, elle est formulée en mode positif (ce que je veux et non ce que je ne veux pas), concrète et réalisable ou négociable dans l'immédiat. « Quand je lis ce rapport que vous avez rédigé, je suis inquiet car j'ai besoin d'être rassuré sur le fait que nous sommes sur la même longueur d'ondes. Seriez-vous d'accord que nous prenions un moment pour discuter de comment nous percevons chacun les priorités liées à ce poste ? »

Avant de faire une demande d'action qui supposerait que les deux interlocuteurs sont prêts à échanger sur des actions possibles, il est souvent nécessaire de vérifier que chacun a accusé réception de ce qui se passe pour l'autre (demande de ressenti) et s'est positionné par rapport au besoin de l'autre (demande d'empathie).

Revenons à votre situation. Maintenant que votre besoin est clair, quelle est la demande que vous pensez faire ?

Exercice : La demande

Formulez une ou plusieurs demandes qui viennent dans la suite logique de votre observation/sentiment/besoin.

....

....

....

....

....

Empathie et honnêteté : les bases de la CNV

Lorsqu'une personne vient nous voir pour se plaindre d'une tierce personne et nous exprimer sa colère, nous adoptons quelques comportements classiques qui – malgré nos bonnes intentions – nous empêchent d'être en empathie et honnête avec la personne irritée. Ainsi, sans nous en rendre compte, nous allons – au contraire de ce que nous souhaiterions utile pour avancer – soit renforcer sa logique de « l'autre a tort » soit renforcer celle de « c'est moi qui ai tort »…

Exemple : Le retard

Vous arrivez de province à Paris par le train pour une réunion professionnelle. Vous allez prendre le RER mais un incident sur la ligne provoque un retard d'une demi-heure. Le RER est évidemment bondé. Il vous faut ensuite prendre le métro qui lui aussi est tellement encombré que vous devez laisser passer trois rames avant de pouvoir monter. Puis vous allez déposer vos bagages à l'hôtel avant d'aller à votre réunion. Vous êtes très en retard et vous n'avez pas pu prévenir votre manager car votre portable n'avait plus de batterie… La journée commence bien, personne n'a intérêt à vous embêter !

Ensuite, vos collègues vous accueillent en réagissant de différentes manières :

- Marc offre ses conseils : « Tu aurais pu penser à charger ton portable complètement avant de partir ! »
- Isabelle surenchérit : « Oh, ben ce n'est rien ça, moi j'ai mis 3 heures l'autre jour pour arriver chez un client et du coup, j'ai loupé complètement la réunion prévue ! »
- Pierre moralise : « Tu pourrais tirer parti de cette expérience et apprendre à être plus zen ! »
- Fabienne console : « Ce n'était pas ta faute. Tu as fait de ton mieux. Qu'est-ce que tu veux faire dans ces cas-là ? »

- Jacques dévie sur une anecdote : « Ca me rappelle il y a deux ans, quand il y a eu cette grève... »
- Christophe, le manager, clôt la question : « Allons, remets-toi. Ne fais pas cette tête, il y a des choses plus graves que ça dans la vie. »
- Martine compatit : « Oh comment tu as fait pour ne pas exploser entre RER, métro et portable HS ? »
- Jean-Luc interroge : « Mais pourquoi tu te mets dans un tel état ? »
- Jean se lance dans des explications : « J'aurai dû te prévenir hier qu'à Paris, c'est souvent comme ça... »
- Et enfin, Sophie corrige : « Tu exagères, c'est parce que tu viens de la province et que tu n'aimes pas Paris que tu dramatises comme ça... »

Comment vous sentez-vous après avoir entendu chacun de ces commentaires ? Faites l'exercice avec une personne de votre choix, sur un sujet qui vous concerne, réel, pour vous rendre compte par vous-même de l'effet que produisent ces différents types de réponses.

La conclusion de l'histoire est que, quoi que dise votre interlocuteur, s'il vous parle sur ces registres-là, vous ne pouvez pas vous sentir entendu dans ce qui se passe pour vous à ce moment-là. Pour éviter que la colère monte, d'un côté ou de l'autre, dans tous les cas, aidez l'autre à traduire ses jugements et reproches et n'entendez que :

1. ce qu'il observe ;
2. ses sentiments ;
3. ses besoins ;
4. sa demande.

En fait, l'essentiel de ce que vos collègues auraient pu vous dire dans un vrai dialogue aurait pris plus de temps pour que vous ayez le sentiment d'être écouté et que votre colère disparaisse.

Par exemple : « En t'entendant raconter ce qui vient de t'arriver sur ton trajet et qui a causé ton retard, je me sens concerné par ce qui t'arrive. À ta place, je me sentirai aussi agacé et inquiet. Est-ce que tu as besoin de sollicitude et de calme, et aussi d'être rassuré sur la capacité de l'équipe à avancer en t'attendant, et sur le fait que ton avis sera pris en compte ? Est-ce que tu souhaiterais prendre un café d'abord, qu'on te laisse tranquille tout en continuant la réunion, puis que Christophe fasse la synthèse de ce que nous nous sommes dit depuis le début de la réunion en vérifiant avec toi ce que tu en penses ? »

Ce n'est que lorsque la personne se sent suffisamment écoutée et prise en compte dans ses besoins qu'il devient alors possible de lui exprimer ce qui se passe pour vous et d'entrer dans un vrai dialogue.

Autres pistes utiles

Le pouvoir des mots et de la répétition

> *« Les mots sont comme les abeilles : ils ont le miel et l'aiguillon. »*
>
> Proverbe suisse

Les personnes qui s'expriment sous l'effet de la colère portent de nombreux jugements sur les autres mais se réservent aussi les pires jugements les concernant car elles ont intériorisé de nombreuses critiques entendues et interprétées pendant leur enfance. Est ici à l'œuvre celui que l'on appelle « le critique[1] » : le « Jiminy Cricket » version « négative » qui vous suit partout, toujours prêt à vous dire

____

1. Ou « gendarme intérieur », ce que les théories psychanalytiques appellent le surmoi.

que vous n'y arriverez pas, que vous n'êtes pas à la hauteur, que vous êtes ennuyeux, moche, fou, incompétent, que vous dérangez tout le monde, mais dont l'intention, paradoxale, est de vous protéger.

Au final, il en résulte tout un monde caché de honte et de culpabilité qui fait tellement souffrir qu'il suffit d'une toute petite remarque ou critique faite par quelqu'un d'autre pour déclencher des réactions entachées de colère.

Exercice : Vos qualités

Pour vous aider à donner plus d'objectivité au regard que vous portez sur vous-même et sur les autres, identifiez les qualités que vous appréciez principalement chez vous. D'un mot ou d'une courte phrase, complétez les propositions suivantes :

Qualités que les autres vous ont dit apprécier chez vous :
....

Qualités que la personne qui vous aime apprécie le plus :
....

Qualités qui vous ont aidé à survivre aux combats de la vie, à la souffrance, aux dangers :
....

Qualités qui vous ont aidé à atteindre certains buts de votre vie :
....

Qualités qui vous ont permis de contribuer au bonheur des autres :
....

Qualités qui vous ont permis de vous sentir fier de vous :
....

Redonnez de l'énergie à vos pensées positives

> *« La répétition des mêmes paroles force à les penser et lorsqu'on les pense,*
> *elles deviennent vraies pour nous et se transforment en réalité. »*
>
> Émile Coué

En dépit de son interprétation la plus courante (une forme d'optimisme entêté mêlé à un déni du réel) on reconnaît à Émile Coué – pharmacien et psychologue – le mérite de cette méthode fondée sur la suggestion et l'autohypnose. Elle fut malheureusement créée au moment du discrédit de l'hypnose et juste avant l'apparition de la psychanalyse. Cette méthode est une forme d'autosuggestion censée entraîner l'adhésion de l'individu aux idées positives qu'il « s'impose » et ainsi procurer un mieux-être psychologique ou physique. Pour Coué, ce n'est pas notre volonté qui nous fait agir, mais notre imagination (être inconscient). S'il nous arrive souvent de faire ce que nous voulons, c'est que nous pensons en même temps que nous pouvons. Cette imagination est en fait l'inconscient de l'individu, conçu comme une ressource qu'il faut utiliser à bon escient en y répandant des idées positives. C'est dans ce sens-là que Coué nous intéresse.

La répétition de certaines phrases, courtes, qui nous conviennent (ce qui est bon pour une personne ne l'est pas forcément pour une autre), n'a pas pour but de refaire ou de modifier ce qui existe déjà, ni de renier ou d'essayer de changer ce que l'on ressent. Il s'agit juste de regarder autrement la personne (ou soi-même) ou la situation considérée, en inscrivant dans son cerveau une empreinte plus marquée de pensées auxquelles on adhère et qu'on prononcera sincèrement. Voici des propositions de « formules » à sélectionner et à vous répéter régulièrement en fonction des « pièges » dans lesquels vous tombez facilement :

- Je peux garder mon calme et gérer la situation.
- Je sais exprimer mes besoins de façon claire et simple.
- J'accepte que l'autre ait des besoins et qu'il les satisfasse de son mieux.
- Je peux demander à l'autre de proposer une solution.
- Je peux négocier pour obtenir ce que je désire.
- Il est inutile de faire des reproches : je peux trouver une autre stratégie.
- Si moi je pense avoir raison, l'autre pense probablement aussi avoir raison.
- Ce que je désire pour sortir de cette situation c'est… (Complétez)
- Je suis capable de m'exprimer sans exploser.
- Me fâcher ne servira à rien.
- Tant que je reste calme, je reste maître de moi.
- Je n'ai rien à gagner à me mettre en colère/à être sarcastique/à être agressif.
- L'agressivité ne résoudra rien.
- J'ai le droit de demander un moment qui me permettra de me centrer sur ce qui se passe pour moi, puis de revenir reprendre la discussion.
- Quand je suis contrarié, je suis capable de me maîtriser (Observation/Sentiment/Besoin/Demande).
- Si je cède à la colère, je vais droit dans le mur. Mieux vaut me détendre.

- Me mettre en colère me coûtera… (Complétez)
- Personne n'a raison, personne n'a tort. Nous avons des besoins différents, c'est tout.
- Je ne peux faire changer personne en me mettant en colère. Tout ce que j'ai à gagner c'est de m'énerver.
- Ma colère ne peut blesser personne : elle ne fera qu'envenimer les choses.
- Chacun fait toujours ce qu'il pense être le mieux, sinon il ferait autrement.

À vous de créer vos propres formules et de les répéter régulièrement façon mantra[1] :

....

....

Le principe du choix

La Communication NonViolente incite à chercher avant tout à assumer la responsabilité de ses choix et à améliorer la qualité de ses relations par un langage qui favorise le dialogue et la coopération. Si l'on n'a pas forcément le choix des situations, on a toujours le choix de décider comment traverser ces situations. Se mettre en colère est donc un choix possible : celui de choisir des pensées déclenchantes pour gérer le stress d'une situation qui nous fait souffrir, jusqu'à un certain point.

---

1. Mot sanskrit signifiant « instrument de pensée ». Dans l'hindouisme et le bouddhisme, syllabe ou phrase sacrée dotée d'un pouvoir spirituel.

Premier inconvénient de ce type de choix : il est impossible de « négocier » uniquement la satisfaction de ses propres besoins avec la personne qui cause votre souffrance sans prendre en compte les siens. La relation risque alors de se rompre. Deuxième inconvénient : vous risquez la destruction totale de la relation (d'autant plus vrai si la colère est utilisée comme instrument de vengeance). Troisième inconvénient : la colère procure rarement ce que l'on désire.

Tout est donc entièrement conditionné par vos choix pour quatre raisons :

- Vous êtes le seul à connaître et comprendre vos aspirations profondes, vos motivations, vos propres besoins.

- Il est juste que les autres se concentrent sur la satisfaction de leurs propres besoins.

- Les besoins ne sont jamais conflictuels mais peuvent être différents à un instant T ; les stratégies pour satisfaire un même besoin (choix) peuvent être conflictuelles.

- La qualité de notre vie dépend de l'efficacité des stratégies que nous mettons en place (choix) pour satisfaire nos besoins et éviter la souffrance dans nos interactions avec les autres.

Exercice : La conscience du choix

Souvenez-vous d'une situation où vous avez été amené à faire des choix difficiles et où vous avez choisi une stratégie au détriment d'une personne que vous appréciez.

....

....

Est-ce que vos choix remettaient en cause l'amour ou l'affection que vous portiez à la personne ?

....

....

Par quel besoin, motivation, aspiration profonde, crainte ont-ils été dictés ?

....

....

Faire la différence entre accepter et se résigner

L'acceptation est une décision pleinement et consciemment assumée, pour laquelle j'ai conscience de prendre en compte les besoins satisfaits ou insatisfaits à l'instant où je prends la décision. De ce fait, la décision prise est toujours la meilleure au regard de ces éléments à ce moment-là. En d'autres termes, je peux être amené à accepter d'accepter que je ne sois pas d'accord. Je suis alors conscient que je n'aurai ni regret ni culpabilité même si la situation change par la suite. Cette acceptation consciente permet d'éviter les « j'aurais dû/ j'aurais pu » ou les « tu aurais dû/tu aurais pu » culpabilisants dont nous avons vu les effets plus haut.

La résignation, en revanche, est un acte tourné vers la non-prise en compte des besoins qui voudraient s'exprimer. Les besoins ignorés, à terme, se rappelleront à moi et reviendront en force. Ils se traduiront par des regrets, des plaintes, des jugements, des reproches, et des mêmes « j'aurais dû/j'aurais pu » ou les « tu aurais dû/ tu aurais pu » culpabilisants.

Pratiquons l'intelligence de la colère

Vous avez à présent à votre disposition une large palette d'outils pour transformer votre colère en énergie positive. Reste à tracer la voie d'une intelligence de la colère : savoir l'utiliser à bon escient, s'estimer à sa juste valeur, négocier efficacement, agir avec courage, s'affirmer sereinement, oser s'indigner et être soi au quotidien.

La colère inutile contre les objets

L'ordinateur est un objet binaire dénuée d'émotions. Dans son langage numérique fait de « 0 » et de « 1 » existent seulement des réponses binaires. Quand vous demandez à un ordinateur de faire quelque chose, il comprend ou ne comprend pas. Nous sommes conscients de cela, et pourtant, qui ne s'est pas déjà énervé au moins une fois face à ce monstre de plastique et de métal qui ne répond pas à l'ordre que l'on vient de lui donner !

Il ne nous viendrait pas à l'idée de jurer après un arbre ou une pierre et pourtant nous agissons parfois ainsi avec cette machine. Peut-être l'avons-nous « personnifiée » davantage que « chosifiée » ? D'où notre réaction de colère. Aussi, lui parler durement et même la menacer de l'éteindre nous semble-t-il logique à ce moment-là pour lui exprimer notre frustration…

La colère est une émotion liée à un blocage auquel nous sommes confrontés, une injustice ressentie ; une frustration se fait jour à ce moment-là, et l'énervement, la colère surgissent. Dans le cas des objets, elle s'avère bien inutile et il est plus sage de prendre du recul face à cette situation, puis d'abandonner cette colère pour récupérer ainsi toute la clarté de son esprit et finir le travail informatique en cours !

Voici quelques idées de messages à s'envoyer à soi-même pour débrancher cette colère :

- L'ordinateur est plus têtu que moi.
- En quoi est-ce important d'agir ainsi ?
- Qu'est-ce que j'y gagne ?
- Et si je criais pour lâcher mes tensions, là, tout de suite ?
- Allez, j'accepte de m'énerver pendant 5 minutes…
- Pour éliminer ma colère, je casse quelque chose (de pas trop coûteux).
- Je m'autorise un espace de colère où ma colère est admise, puis je la laisse là, et je change d'espace.

- Je pense méta-états : quand je me sens en colère, je mets cette émotion douloureuse à l'intérieur d'une autre émotion soit neutre soit positive, comme la surprise ou le doute[1].

Exercice : Transformer sa colère grâce aux méta-états

Quelques étapes simples permettent de placer sa colère dans une autre émotion, comme la surprise ou le doute.

- Identifiez votre émotion de colère et le niveau auquel vous la ressentez. Classez intuitivement ce niveau entre 1 et 9.
- Choisissez un état émotionnel plutôt neutre ou positif, comme la surprise, le doute, la curiosité, l'indifférence.
- Imaginez que votre colère se trouve entourée, enroulée, englobée, contenue, incluse dans un autre état émotionnel, par exemple :
  - Le doute : vous êtes en colère, et vous commencez à douter de l'utilité de rester en colère ; le doute, l'interrogation remplacent alors la colère dans votre esprit et votre état émotionnel ;
  - La surprise : vous vous dites : « Incroyable ! J'ai réussi à me mettre en colère en quelques instants ! Je suis très doué. » La surprise prend le pas sur la colère.
  - La curiosité : vous vous dites « Je me demande combien de temps je vais encore rester en colère à ce niveau : 5 minutes ? 10 minutes ? Et comment me rendrai-je compte que cela diminue ? Je suis curieux de découvrir quand et comment cela va se produire. » La curiosité remplace la colère en vous, et vous changez d'état interne.

En résumé, la colère contre une chose n'a pas vraiment de sens, « l'intelligence de la colère » est donc ici de « lâcher prise » au plus vite !

---

1. Concept à cheval entre les neurosciences et la PNL découvert en 1994 par Michael Hall.

Harcèlement et manipulations : la colère qui vous met la puce à l'oreille

Il existe des situations complexes et difficiles pour lesquelles se sentir en colère pourrait aider à prendre plus rapidement les décisions. Les situations de harcèlement moral dans le travail, ou de manipulation dans la vie privée, sont justement des situations où la colère se révèle une alerte du mal-être vécu.

« Le harcèlement moral est la répétition d'agissements hostiles ayant pour but ou conséquence une dégradation des conditions de travail susceptible d'affecter la dignité, la santé et le devenir professionnel de la personne[1]. » (D. Catherine Solano le 20 avril 2012).

Il se caractérise par :

« – Les comportements méprisants : on vous empêche de vous exprimer, on vous ridiculise en public…

– Le déni de reconnaissance : on critique injustement votre travail, on vous charge de tâches inutiles ou dégradantes, on vous empêche de travailler correctement.

– L'atteinte à la dignité : on vous laisse entendre que vous êtes mentalement dérangé(e), on vous dit des choses obscènes ou dégradantes[2]. »

La notion de durée a son importance parmi tous ces éléments.

---

1. http://www.e-sante.fr/harcelement-travail-1-salarie-sur-6-en-serait-victime/2/actualite/312.
2. *Ibid.*

Dans la vie privée, le but de la manipulation psychologique est d'obtenir de quelqu'un qu'il fasse quelque chose qu'il ne veut pas faire, sans qu'il s'en aperçoive. La manipulation peut être involontaire ou volontaire. Dans la manipulation volontaire, la personne utilise un stratagème, un comportement manipulateur, pour obtenir ce qu'elle veut. Ces comportements sont appelés « games » (jeux) : pleurer pour attendrir celui qui est furieux, se comporter comme une victime pour susciter la culpabilité, bouder pour obtenir des excuses, se laisser aller pour être pris en charge, séduire pour transformer l'humeur de l'autre, etc.

Les personnes harcelées ou manipulées en viennent parfois à douter de la réalité des actes des harceleurs ou des manipulateurs. Être manipulé ou être harcelé ne relève pas du sentiment. La manipulation est une action que l'on subit. En revanche, le harcèlement ou la manipulation produisent un sentiment : surprise, tristesse, découragement, etc. Ces émotions permettent de mieux comprendre ce qui se passe et d'utiliser la situation pour progresser.

Si une personne n'ose pas se mettre en colère, si elle a peur de perdre son travail ou sa situation familiale, elle se dit que ça va passer mais le harcèlement reprend de plus belle. D'autant que le manipulateur et le harceleur agissent de façon discrète et intercalent des épisodes de manipulation ou de harcèlement avec des trêves qui font croire à la victime que les agissements vont s'arrêter, ce qui rendra les épisodes suivants encore plus destructeurs.

S'autoriser et autoriser d'exprimer sa colère permet de refuser cet état, de refuser cette emprise et de se répéter que l'on a le droit à la dignité, à l'intégrité pour trouver la force de tout mettre en place pour fuir. Ce n'est le plus souvent que tardivement, et parce qu'elle ose en parler à son médecin, à sa famille, à un entourage prévenant, que la victime prend conscience de sa situation.

Dans les cas extrêmes de manipulation ou de harcèlement, c'est d'un pervers psychopathe qu'il s'agit (ce n'est pas toujours le cas). Le pervers cible ses attaques sur les personnes ayant des qualités dont il est totalement dépourvu : la bonne humeur, un esprit vif, et intelligent, de l'humour, de la gentillesse, un bon fond…

À défaut de pouvoir être en contact avec ce qui est « bien ou mal, normal ou non », vous pouvez être en contact avec vos ressentis :

- des agacements répétés (dus en fait à ces attaques chroniques) ;
- la peur de vivre des séparations ;
- la tristesse de perdre une relation rêvée ;
- la déception…

Exercice : Parlez à votre « leader interne »

Il est là, présent et vous l'ignorez peut-être. C'est lui qui vous guide par moments, qui s'impose à vous dans certaines situations. Vous pouvez également le solliciter volontairement, alors qu'il se fait discret.

Pensez à un leader que vous appréciez et que vous respectez : ce peut être un homme ou une femme, un héros de cinéma, une personne de votre famille, de votre entourage, de votre travail… Choisissez une question importante pour vous aujourd'hui concernant une décision à prendre ou une action à mener.

Choisissez un endroit calme ou vous ne serez pas dérangé pendant quelques minutes. Installez-vous confortablement, détendez-vous quelques instants, centrez-vous sur votre corps, et si nécessaire faites taire votre petite voix intérieure critique. Concentrez-vous sur la question qui vous tient à cœur.

Imaginez maintenant que ce leader, que vous appréciez, que vous respectez, et auquel vous reconnaissez certaines qualités, soit présent dans l'endroit où vous êtes et s'approche de vous calmement.

Il a l'air content de vous voir, vous vous regardez, vous laissez venir à vous le ressenti du plaisir de cette rencontre, et vous lui demandez la permission de lui poser une question.

Vous obtenez son accord par ses mots ou simplement par un hochement de tête de sa part, puis vous lui posez votre question et écoutez sa réponse.

Remerciez-le de sa réponse, que celle-ci prenne la forme d'un ressenti ou bien qu'elle soit verbale.

Faites un moment de silence, et « digérez » sa réponse.

Que vous a apporté sa réponse ?

....

....

....

Vous a-t-il appris quelque chose, ou sa réponse a-t-elle confirmé ce que vous pensiez déjà ?

....

....

....

Avez-vous été surpris par ses propos ? Allez-vous en tenir compte dans votre future prise de décision ? Si oui, de quelle manière allez-vous procéder concrètement ?

....

....

....

....

Les mécanismes de croyance

Vous pouvez faire preuve de manque de clairvoyance face à la réalité, et de ce fait inhiber en vous la colère parce que vous aurez mis en place des convictions erronées qui vous protègent d'une trop dure réalité ; cela se fait en grande partie à votre insu : ce sont des convictions ou croyances limitantes qui agissent comme un écran de fumée devant vos yeux, entre vous et la réalité insupportable.

Une croyance est une conviction que l'on a sur soi, autrui ou son environnement. Celle-ci devient limitante quand elle vous bloque ou vous empêche de réagir d'une manière utile pour vous. Les croyances sont de quatre natures principales.

La dissonance cognitive : Leon Festinger a élaboré ce concept en 1956 avec Henry Riecken et Stanley Schachter. Selon cette approche, l'individu se trouve en présence de convictions incompatibles entre elles, et il en souffre. C'est l'état de dissonance cognitive. Afin de ne plus souffrir, il met en œuvre des stratégies inconscientes visant à rétablir un équilibre cognitif. C'est une forme de rationalisation. Par exemple : « Parce qu'il/elle est mon compagnon/compagne, je lui fais confiance, donc je ne vérifie rien, je ne suis pas jaloux(se). Et je suis sidéré(e) et abasourdi(e) si j'apprends qu'il/elle mène une double vie. »

L'illusion rétroactive : selon Henri Bergson, il s'agit là d'un choix ancien qui apparaît vrai de toute éternité. L'illusion que c'était la meilleure solution se met en place ; le passé s'éclaire alors à la lumière du présent. Par exemple, si vous vous forgez la certitude qu'une personne est colérique, vous allez chercher, trouver puis réinterpréter de nombreuses situations à la lumière de cette nouvelle certitude.

158

Rationalisation *a posteriori* : Leon Festinger et James Carlsmith ont mis à jour en 1959 ce processus cognitif qui fonctionne de la manière suivante : une fois l'action négative accomplie, vous pouvez très vite justifier à vos propres yeux comme aux yeux d'autrui celle-ci d'une façon apparemment rationnelle. Votre acte devient ainsi à vos yeux tout à la fois acceptable et légitime. Par exemple, si vous agressez violemment quelqu'un vous direz : « J'avais de bonnes raisons d'agir ainsi, car il m'a regardé de travers ! »

Prophétie autoréalisatrice : le terme de « self-fulfilling prophecy » a été utilisé pour la première fois par le sociologue Robert K. Merton en 1948, puis repris par Paul Watzlawick dans son ouvrage *L'Invention de la réalité*[1]. Une croyance même fausse au départ peut contribuer à forger la réalité. Une prophétie autoréalisatrice est une prévision qui se réalise parce qu'une ou plusieurs personnes croyaient qu'elle devait s'accomplir. Ainsi les comportements se modifient et la croyance de départ devient réalité. Par exemple, votre compagnon arrive souvent en retard à la maison car il a pris l'habitude de boire un verre avec des amis avant de rentrer ; il vous dit que cela le détend. Ainsi, à son arrivée à la maison, il est déjà temps de dîner, et il met les pieds sous la table ce qui vous énerve au plus haut point, car vous aussi vous travaillez et vous souhaitez vous détendre ! Un soir, il arrive comme à son habitude juste à l'heure du repas, et à ce moment-là vous explosez : « Tu ne penses qu'à toi, ni à moi, ni à nos enfants, j'ai encore tout fait à la maison, et tu arrives juste pour mettre les pieds sous la table ! Tu as encore

---

1. *L'Invention de la réalité*, Paul Watzlawick, Points, 1981.

passé du temps avec tes copains à refaire le monde pendant que je me tapais tout le boulot ! » À ce moment-là, il vous explique qu'il a été témoin d'un accident et que les policiers ont souhaité l'entendre immédiatement. Il conclut alors : « Je savais bien que tu allais protester et te mettre en colère, car j'arrive souvent en retard à la maison parce que je prends un verre avec des amis. Pourtant cette fois-ci, je n'y suis pour rien… »

Exercice : Les croyances limitantes

Dans certains contextes, votre confiance en vous se fragilise et un monologue négatif se met en place : « Je n'ose pas me mettre en colère, même quand il(elle) s'emporte contre moi… », « j'ai peur de me mettre en colère, et que les mots dépassent ma pensée », « si je me mets en colère, il(elle) va encore me faire la tête pendant trois jours »…

Ces monologues peuvent exercer une fonction protectrice qu'il est utile de prendre en compte. Cependant, ils sont le plus souvent inhibants et représentent une excuse facile pour ne pas agir.

Identifiez les situations où se produisent en vous ces monologues négatifs : quand arrivent-ils le plus souvent ? Précisez les éléments qui les déclenchent.

Au travail : ....

En famille : ....

Dans le sport : ....

En société : ....

Avec des amis : ....

En amour : ....

Seul avec vous-même : ....

Dans d'autres situations ? ....

Puis écrivez les monologues négatifs qui vous viennent à l'esprit dans ces moments-là.

....

....

....

Confrontez-les à la réalité, car souvent ces monologues noircissent fortement le tableau du réel.

Demandez-vous tout de même s'il existe un message caché inconscient à prendre en compte et qui soit utile à ce moment-là.

Enfin, après réflexion, décidez de tirer un trait sur ces monologues douloureux qui vous font perdre confiance en vous, sans aucune contrepartie valable.

Souvenez-vous : vous avez découvert dans les chapitres précédents que la colère « saine » existe, et vous savez que vous avez le droit de vous affirmer et de vous mettre en colère !

Certaines personnes peuvent aussi se mettre fort peu en colère : ainsi que l'affirme Adam Phillips dans l'ouvrage *La Colère*[1] : « La colère existe surtout pour ceux qui sont engagés dans la vie, pour ceux qui ont des projets qui leur importent. » Il exclut de cette catégorie trois types de personnes : les indifférents, les insouciants et les déprimés. Il est plus que probable que ces trois typologies individuelles mettent en place plus ou moins consciemment des croyances limitantes qui leur évitent de céder à la colère, même lorsque celle-ci est une colère « juste » et qu'ils gagnent en estime d'eux-mêmes à la vivre.

---

1. Pierre Pachet (dir.), *La Colère : instrument des puissants, arme des faibles*, Paris, Autrement, 1997.

Cette colère « juste » est plus efficace que la frustration et le désir de vengeance inhérent à l'inhibition d'une réaction souhaitée.

La colère sociale

Dans nos sociétés, la colère est souvent inhibée ou dérivée, car elle est jugée inacceptable pour le maintien d'une bonne cohésion sociale.

Peut-on dire, de ce fait, qu'il y a colère parce qu'il y a violence ? L'éthologie qui traite du comportement des animaux nous éclaire à ce sujet. Le lion se met en colère si l'on pénètre sur son territoire, mais, selon le médecin et éthologue Henri Laborit, il ne ressent aucune colère lorsqu'il fait preuve « d'agressivité prédatrice » pour se nourrir : il attaque la gazelle en prédateur et ne lui voue à ce moment-là aucune haine. Il est très fortement impliqué dans l'action sans ressentir de colère contre sa proie. Sénèque aussi parle de l'absence de colère animale.

C'est là une des plus profondes différences entre les sociétés animales et les sociétés humaines : les sociétés animales sont habituellement régies par une hiérarchie claire. Tandis que les sociétés humaines actuelles sont régies par la compétition.

Les jeux du cirque comme déversoir de la colère du peuple

Dans l'Antiquité, la colère était réservée aux rois, aux guerriers, aux dieux. Les esclaves ne pouvaient se mettre en colère contre leur maître car ils y risquaient leur vie. De même pour les ouvriers, employés, domestiques ; tout un peuple vivant au quotidien une colère interdite.

.../...

> .../...
>
> Les Romains avaient coutume de déplacer leur colère au sein d'un lieu où se réglaient de nombreux conflits par personnes interposées : les jeux du cirque où chacun avait ses champions, permettaient à tout Romain d'extérioriser sa haine en la projetant sur les esclaves, les gladiateurs, les lions et autres sacrifiés de l'arène.
>
> Ceux-ci n'avaient pas le droit de ressentir de la colère pour leurs bourreaux et leur empereur, qu'ils devaient saluer, avant chaque combat par : « Ave César, ceux qui vont mourir pour toi te saluent ! » ; la colère était réservée aux autres victimes expiatoires des jeux du cirque.
>
> Les Grecs parlent également de passion et de fureur sous le terme *menos*.

Aujourd'hui, les situations incertaines, interchangeables, placent tout un chacun dans l'imprévisibilité du maintien de sa position sur l'échelle sociale, ainsi que dans l'avenir. L'injustice qui peut être ressentie en se comparant à autrui déclenche une colère renforcée par l'impossibilité de donner du sens à des règles sociales devenues au fil du temps et de la crise économique, de plus en plus floues. Le couple frustration-agression se met en place, chacun souhaitant faire reconnaître sa position.

L'écrivain Pierre Pachet cite Sénèque pour expliquer le fondement de la colère : ne pas tolérer une offense, y réagir violemment et vouloir soi-même punir le coupable. Il ne s'agit pas d'une colère instinctuelle mais bien construite, « ouvragée », étayée, raffinée avec le temps ; en quelque sorte une colère volontairement entretenue comme un feu dont on ne veut pas qu'il s'éteigne. « Jamais il n'y a d'emportement sans un assentiment donné par l'esprit » selon Sénèque.

Une fois la colère surgie comme la vapeur d'une cocotte-minute trop longtemps chauffée, se met en place un processus d'évitement de la dissonance cognitive chez l'individu : « Si je l'ai frappé, c'est qu'il l'a bien cherché ! »

Par ce processus de rationalisation *a posteriori*, l'individu s'absout d'avoir été en mesure d'exercer un autre choix que celui de se mettre en colère. Il va même justifier par une argumentation plus ou moins bien étayée son geste. Agissant ainsi, il protège son « Moi », son « ego » de toute culpabilité et du remord ultérieur. Ce processus est tout particulièrement à l'œuvre chez certaines personnes irascibles et fières de l'être, qui estiment leur dignité bafouée à tout bout de champ.

Pour Aristote, selon Pierre Pachet, la colère juste se trouve au centre d'une ligne allant de l'impossibilité à se mettre en colère à l'excès d'instabilité.

Aujourd'hui, une autre manière dérivée et très acceptée socialement de se mettre en colère est utilisée par tout un chacun : l'action en justice. « Je ne peux pas taper sur mon voisin, ma femme, mon patron, mais je peux au moins leur faire un procès. Je vais leur en faire baver ! »

Très prisée aux États-Unis, la tendance s'est confirmée depuis quelques années en France, et les palais de justice sont déjà engorgés de nombreux procès d'importance toute relative ou de durée presque infinie, où les protagonistes s'étripent joyeusement pour le plus grand profit des avocats. Ces derniers suivent logiquement les demandes de leurs clients, et la colère de ceux-ci, loin de s'évacuer se renforce et peut même être portée jusqu'à la Cour européenne.

164

Dans de nombreux cas, les bénéfices des actions engagées sont tardifs, rarement à la hauteur des attentes des protagonistes, et d'un coût très élevé. Pendant toutes ces années, la colère a empli la vie de ces personnes, a obnubilé leur esprit tout au long de la journée, et leur a fait perdre beaucoup de temps. Or, le temps, c'est tout ce que nous avons… Bien sûr, il arrive que certaines personnes « procédurières dans l'âme » trouvent un sens à leur vie en agissant ainsi.

Et si vous preniez tout de même le temps de vous poser certaines questions à l'avenir avant d'engager ou de poursuivre une action en justice ?

- Ma colère masque-t-elle un manque d'exutoire au quotidien ? Que pourrais-je faire pour l'extérioriser ? Pratiquer un sport, faire de la relaxation, me faire masser, développer ma spiritualité… ?

- Ai-je pratiqué l'introspection pour réfléchir à ma colère et ses véritables raisons, avant de foncer tête baissée dans un procès ?

- Combien va me coûter cette action au final ?

- Ai-je envie de consacrer quinze ans de ma vie à cette affaire ?

- Vais-je trouver du sens à ma vie par cette action ? Et si oui, que pourrais-je faire d'autre de moins coûteux qu'un procès pour trouver une raison de vivre ?

- Ma colère vaut-elle le temps que je vais engager, le prix financier, émotionnel, familial, et toutes les tracasseries quotidiennes que je vais y consacrer pendant toutes ces années ?

- La réparation que j'estime juste vaut-elle vraiment tout cela ?

L'intelligence de la colère est ici de se poser les bonnes questions, puis, en conscience, de choisir ce qui semble pour vous le plus acceptable en termes de valeurs, de temps, de moyens, et d'investissement de toutes natures. Les blessures d'orgueil sont les plus douloureuses, et les plus coûteuses aussi… Avant d'entamer un procès ou de le poursuivre, demandez-vous quel sens vous souhaitez donner à votre vie, et quelle est la place de ce procès dans tout cela. Si cette place est minime, alors tant pis pour votre ego : soignez plutôt votre colère auprès d'un coach ou d'un thérapeute. Pensez à vous, à vos passions, et réalisez vos rêves !

La colère en négociation

Les émotions sont-elles alliées ou ennemies de la négociation ? Doit-on ignorer ou masquer ses émotions lors d'une négociation ? La question mérite d'être posée, surtout pour une émotion mal aimée par excellence : la colère.

L'image idéale d'un « bon » négociateur est souvent celle d'une personne maîtrisant à la perfection ses émotions, calme et maîtresse de ses propos en toutes circonstances. Est-ce vrai ? En fait, contrairement aux idées reçues, les émotions ne sont pas déconnectées du processus de négociation ; la colère notamment y apporte souvent de nombreux bienfaits.

Prenons l'exemple d'une vente effectuée dans un contexte tendu, avec de nombreux enjeux importants. Elle entraîne chez les participants un sentiment d'inquiétude fort légitime, car le contexte présente des risques d'opposition et d'échec non négligeables. Chacun pense à ses intérêts et peut avoir tendance à défendre son territoire de façon combative. La colère peut-elle devenir à ce moment-là un bon levier ?

De nombreux chercheurs s'intéressent aujourd'hui à cette éventualité, et les résultats peuvent surprendre : deux psychologues de l'université de Californie, Wesley Moons et Diane Mackie ont mené une étude concernant la colère, et ils ont mis en évidence que celle-ci n'empêche pas d'avoir les idées claires, bien au contraire ; éprouvée, la colère permet de mieux distinguer les bons arguments des mauvais, l'attention sur le message transmis est renforcée, et les participants à l'expérience peuvent mieux en évaluer toute la pertinence et être incités à changer d'avis. Une colère modérée permet une analyse plus attentive et rationnelle d'un raisonnement proposé par une autre personne. Selon Wesley Moons, « elle réveille d'un état émotionnel neutre et signale quelque chose d'inhabituel, quelque chose qui ne va pas[1] ».

En ce qui concerne une colère très forte, cette émotion n'est bien sûr pas toujours une alliée de la négociation : elle peut perturber la pensée en altérant la perception du risque, accentuer les *a priori* et préjugés, et déclencher des comportements violents. Une colère élevée induit un traitement moins profond de l'information.

Un chercheur en psychologie sociale à l'université d'Amsterdam, Gerben Van Kleef, a identifié que lors d'un entretien de vente, les vendeurs font plus de concessions et ont moins d'exigence face à un acheteur en colère qu'avec un acheteur heureux. L'effet de

---

1. *Le Monde de l'intelligence*, n° 14, février 2009.

« détection » est impliqué dans ces comportements : les vendeurs utilisent les informations émotionnelles pour en déduire les limites d'autrui et s'adapter en conséquence. Gerben Van Kleef affirme : « La colère signale que le partenaire doit faire des concessions ; quand il est possible en négociation de créer une solution gagnant/gagnant plutôt qu'un simple partage 50/50, différentes expressions de colère peuvent aider les négociateurs à développer ce potentiel "intégrant". Lorsqu'un négociateur exprime de la colère sur un point litigieux, mais pas sur le suivant, ses partenaires peuvent en déduire que le premier problème est plus important que le second. »

Des réactions « affectives » ou « stratégiques » émergent face à l'accès de colère de l'un ou l'autre des négociateurs. Les réponses affectives signalent une exacerbation de la compétition dans le cadre négociatif et une intransigeance partagée de la part des deux protagonistes. Celui qui n'apprécie pas l'accès de colère de l'autre alors qu'il dispose d'un pouvoir élevé, rentre dans une logique de représailles qui peut aller du blocage proclamé à la soumission apparente. Les réponses stratégiques face à ce même accès de colère consistent à adopter un profil bas et à faire des concessions pour éviter l'impasse. Ces deux réactions, au mieux, sauvent les apparences, mais éloignent les négociateurs d'un accord gagnant/gagnant.

Wolfgang Steinel, chercheur en psychologie sociale de l'université de Leyde, insiste sur ce thème : « Les vendeurs font plus de concession à condition que la colère soit liée à l'offre de produit ou au service, et non à leur personne. Des concessions sont aussi accordées si l'acheteur émet des opinions positives à leur égard ; par contre les concessions diminuent quand l'acheteur fait preuve de colère envers eux ou de contentement vis-à-vis d'une offre. » L'explication vient *a priori* de l'information sociale obtenue : l'acheteur étant déjà satisfait, pourquoi lui offrir plus ? La mise en scène de la colère vise à donner moins à celui qui demande plus ou à exiger plus de celui qui donne moins.

Alors, comment faire preuve d'intelligence émotionnelle en négociation ? Être conscient de ses émotions et apprendre à s'en servir efficacement et avec honnêteté, c'est-à-dire sans utiliser d'émotions simulées interprétées comme un mensonge ; également éviter et gérer les émotions inappropriées au contexte et aux enjeux. Avoir à l'esprit qu'une attitude froide, négative, insistante, agressive, est souvent mal jugée et se révèle contre-productive. Pour autant, il est important d'oser se confronter à autrui et ne pas inhiber son mécontentement, face à une proposition ou un comportement que l'on juge inacceptable de la part de la partie adverse ; c'est un signe de sincérité et de courage qui sera perçu comme tel par votre interlocuteur.

Les managers sont deux fois plus tentés de conclure une affaire avec des partenaires commerciaux avec qui ils ont eu un rapport amical, coopératif et empathique. Exprimer des émotions positives s'avère stratégiquement plus efficace que de montrer des émotions négatives, pour nouer et maintenir des relations commerciales de qualité. La sincérité entraîne également la confiance, et la confiance permet de meilleures relations d'affaires.

Autodiagnostic : Les relations commerciales

Lorsque vous démarrez une négociation, comment la mettez-vous en scène ?

Avez-vous tendance à parler de votre service ou produit tout de suite, ou prenez-vous le temps d'établir le rapport avec votre interlocuteur avant de parler travail ?

Lui posez-vous plusieurs questions relationnelles comme : « Avez-vous trouvé facilement ? » ou bien : « Êtes-vous installé ici depuis longtemps ? » ou encore : « Le quartier semble agréable, est ce que vous appréciez exercer ici pour votre activité ? » avant d'entrer dans le vif du sujet.

Faites-vous sincèrement remarquer au client ou partenaire de développement que vous appréciez de travailler avec lui ?

Échangez-vous quelques idées à propos de la vie quotidienne en dehors des sujets de travail que vous partagez ?

Lui faites-vous part de l'aide que vous pouvez lui apporter en cas de besoin, d'urgence, ou d'une demande spécifique ?

Lui donnez-vous régulièrement des preuves de confiance, comme le fait de l'avertir tout de suite d'un retard de livraison plutôt que de le mettre devant le fait accompli ?

Le remerciez-vous sincèrement lorsque celui-ci fait manifestement un effort dont il pourrait se passer dans le contexte de votre négociation ?

Montrez-vous clairement votre satisfaction à l'issue d'un entretien que vous avez jugé constructif entre vous ?

Si vous avez répondu « oui » à toutes ces questions, alors vos relations commerciales doivent être naturellement apaisées et peu propices au déclenchement de la colère. Toutes ces pistes de travail relationnel dans un contexte commercial se fondent sur des rapports amicaux, coopératifs et empathiques. Elles déclenchent de part et d'autres des émotions positives, et la confiance s'approfondit. Ainsi, les réactions de colère sont beaucoup plus rares, et les rapports humains plus sereins au quotidien.

Colère et changement

Dans les situations de changement, la colère s'avère également très utile.

> **Exemple : Un changement de rythme au travail**
>
> Imaginez le cas d'une mère de famille dont les horaires de travail ont été modifiés : elle doit maintenant se lever beaucoup plus tôt pour se rendre à son travail, la garde de ses enfants en est aussi changée, cela entraîne des coûts imprévus, moins de sommeil, l'organisation des courses et de la vie sociale est grandement bouleversée... Elle tient un certain temps, puis commence à ressentir une fatigue qui s'accroît, et alors, sentant monter le stress et approcher le moment du *burn out*, elle décide de prendre rendez-vous avec son employeur. Face à ses réticences, elle se met en colère et lui parle de sa vie actuelle avec toutes ces contraintes insurmontables ! Devant cette colère mesurée et à l'écoute des faits évoqués, les ressources humaines prennent conscience qu'il ne s'agit pas de préserver son confort de travail, mais que la vie de leur salariée est fortement chamboulée. Un arrangement peut être alors trouvé au mieux des intérêts de chacun, par un aménagement des horaires et des conditions de travail.

Cet exemple nous enseigne que la colère peut tout à la fois vous aider à sortir ce qu'il y a en vous de vrai, de fort et de sincère, et que dans le même temps, votre colère peut aider autrui à prendre vraiment conscience de l'urgence qu'il y a à traiter la question que vous soulevez. Tant que vous parlez calmement, votre interlocuteur peut se dire que votre urgence peut attendre ; vous connaissez l'adage populaire qui affirme « qu'il faut protester pour avoir quelque chose ».

Et vous avez sans doute entendu ou vu le discours de Martin Luther King : « J'ai fait un rêve… », prononcé devant des milliers de personnes en 1963. Il fait preuve de passion dans son discours, et ses envolées lyriques sont passées à la postérité. Il affirme que la condition des Noirs aux États-Unis est inacceptable et qu'elle doit changer ! Il y a de la colère dans sa voix, une colère juste, mesurée, passionnée, contrôlée, mais intense, et qui marque tous ceux qui entendent son discours.

Martin Luther King associe sa colère au deuxième sentiment qui facilite le changement, selon le psychologue Dominique Chalvin : l'espérance d'une situation meilleure. Pour que la colère soit vraiment mobilisatrice, vous devez vous prouver à vous-même et aux autres que les changements souhaités seront bénéfiques. Par exemple que la plus grande sécurité au travail réduira les tensions actuelles, améliorera la productivité, diminuera le nombre d'erreurs, augmentera la qualité, et par là même, les marges de la société.

La colère mesurée favorise la prise de conscience ; à vous de mettre en place par la suite une stratégie efficace pour convaincre autrui en vous appuyant sur « l'espérance d'une situation meilleure » qui vous convienne et qui lui convienne. Sénèque affirmait : « Vous pouvez influencer les autres avec vos arguments, mais vous ne pouvez les convaincre qu'avec les leurs. »

Une colère juste, mesurée et intelligente vous ouvrira les portes du changement réussi.

L'équilibre entre excès et absence de colère

La culture chinoise a, depuis plus de 3 000 ans, étudié le langage des émotions dans ses liens avec le corps et le psychisme.

Dans l'acupuncture, ainsi que dans le Qi Gong, art de santé à base de postures et de respirations, la colère tient une place importante. Elle est décrite comme venant du foie et correspondant à la saison du printemps. C'est la saison dite du « petit yang » ; la nature renaît de façon tonique. Aussi, à cette saison, la colère peut plus aisément se manifester puisque c'est sa saison de prédilection.

Ce qui précède la colère est la peur viscérale logée dans les reins, associée à l'eau et à l'hiver, ce qui la suit est la violence logée dans le cœur, associée au feu et à l'été.

Dans le psychisme chinois, il existe 5 instances principales pour un individu ; l'instance associée à la colère est le *hun*, celle-ci représente l'intelligence analytique du présent, tournée vers l'avenir, utile pour élaborer un projet, une tactique d'action.

Les chinois pensent donc en termes de « vide » de colère, de « trop-plein » de colère, ou « d'équilibre » sur le plan énergétique à un instant donné. Par exemple, ne pas réagir à une insulte même intérieurement ferait état d'un « vide » de colère, cette personne n'osant même pas ressentir la colère à ce moment-là et se comportant de façon passive, inquiète.

De même, se mettre furieusement en colère pour un nom écorché bien involontairement serait un signe de « trop-plein » de colère jaillissant à toute occasion même minime. Dans cette approche, la colère est donc vue comme juste et « équilibrée. » Quand l'injustice d'une situation est ressentie à sa juste valeur (ni trop, ni trop peu), et que les comportements qui en résultent sont mesurés, adaptés à la situation.

.../...

.../...

La colère doit être le plus souvent possible équilibrée, ce qui assure à la personne une bonne affirmation d'elle-même. Quand la colère est présente en excès, cela donne de la rage (feu) et si elle n'est pas osée, cela aboutit à de la peur (eau).

L'émotion positive associée à la colère étant la gentillesse, le vide ou l'excès de fonctionnement du foie peut aussi entraîner des troubles d'expression de la gentillesse. Par le vide : risque de non-expression de gentillesse, indifférence. Par l'excès : risque de se transformer en sauveteur dans de nombreux contextes.

L'un des buts principaux de la médecine chinoise et de ses « arts de santé » (massages, Tai-chi-chuan, Qi Gong), consiste à équilibrer l'être humain en vue de la saine expression de ses émotions dans les contextes appropriés. Cela évite aux organes de sous-fonctionner ou de surfonctionner ce qui, à terme, provoquerait la maladie. Cela permet en revanche une bonne adaptation de l'être à son environnement, avec un niveau optimal d'équilibre et d'énergie vitale ou « Qi » au quotidien.

Ainsi que le dit un proverbe chinois : « Quand on voit les plus hauts sommets que reflète un lac de montagne, imaginez ce que peut refléter un esprit calme. »

La colère pousse à l'action. Sans aller jusqu'à la révolution qui a donné lieu à moult violences, l'histoire est empreinte de colère menant à l'action citoyenne de révolte. C'est aujourd'hui encore par les manifestations du peuple en colère que la politique de la masse se fait entendre.

La colère, le refus d'une réalité qui s'impose, peut aider à prendre des décisions et à les appliquer au quotidien.

La saine colère : sept étapes pour l'avenir

1. Ne pas accumuler la colère.
2. Rester vigilant sur le remplissage du vase de la colère.
3. Évacuer très vite le trop-plein identifié.
4. Recadrer pour soi-même les résidus de la colère passée.
5. Se donner le droit de dire et de vivre sa « saine colère ».
6. Se féliciter pour les efforts et les résultats obtenus.
7. Entretenir la joie au quotidien !

Exercice : Votre projet de vie et la colère

Donnez-vous le droit de rêver, de créer votre propre histoire. Donnez-vous le droit de vivre comme vous l'entendez. Que voulez-vous vraiment atteindre, sur le plan familial, professionnel, personnel, pour que votre façon de vivre ou non votre colère soit « juste » selon vous ? Que voulez-vous faire concrètement ? Quelles étapes êtes-vous prêt à envisager ? Sur qui allez-vous compter ?

Imaginez que vous vous laissez porter par les événements et que vous continuez à vivre votre colère comme aujourd'hui, quelle sera votre vie ?

Dans six mois, si rien ne change :

....

Dans un an, si rien ne change :

....

Dans trois ans, si rien ne change :

....

Au contraire, imaginez à présent que vous vivez différemment votre colère : vous vous retenez enfin, vous osez enfin l'exprimer sans fureur et avec affirmation de vous-même, quelle sera votre vie ?

Dans six mois, si rien ne change :

....

Dans un an, si rien ne change :

....

Dans trois ans, si rien ne change :

....

Maintenant, vous connaissez l'issue, alors c'est à vous de choisir ! Et vous pouvez vous poser trois questions vis-à-vis de votre colère à l'aide de ce tableau.

- BUTS : qu'est-ce que je veux vraiment réussir vis-à-vis de la colère ?
- OBJECTIFS : que faut-il que je fasse pour atteindre ce but ?
- Quelles sont les différentes étapes et MOYENS pour atteindre ce but ?

	Domaine	But	Objectif et moyen
Famille			
Travail			
Relations intimes			
Amis et relations sociales			
Santé			
Spiritualité			
Soi			

La colère s'avère donc bénéfique, pour peu qu'on l'utilise à bon escient : en évitant de la déverser sur des objets, en la dirigeant vers de justes causes, sociales ou personnelles, elle révèle tout son potentiel, un potentiel de changement. Il reste une dernière stratégie pour transformer sa colère en énergie positive : celle des singes Bonobos, chez qui la colère est remplacée par l'amour. Mais nous n'irons pas, dans cet ouvrage, plus loin que la simple préconisation…

Conclusion

Vous ne pouvez pas choisir de ressentir ou pas de la colère. Vous pouvez choisir de quelle manière vous allez la traiter. Si vous la gardez en vous, elle vous mine, génère des stress d'intériorisation et se retourne à terme contre vous et les autres. Même ceux que vous aimez. Si vous la laissez vous dominer, elle s'exprime de manière exacerbée. Au mieux, vous obtenez ce que vous voulez au prix de la rancœur des autres, au pire dans des accès de violence destructeurs. Si vous la déguisez, vous voulez faire croire aux autres que tout va bien, que vous êtes fatigué ou triste. Mais personne n'est dupe.

La saine colère est bonne pour la santé physique et psychique. Si vous n'avez pas de mots pour signifier vos colères, elles s'enkystent dans votre corps. Le passage par le « je », est une bonne manière de l'exprimer, vous libérant du poids de votre ressentiment légitime. Vous avez sûrement retenu que les formules du type : « lorsque tu fais ceci… je me sens en colère, parce que… » sont acceptables par les autres.

Certes, l'expression de votre saine colère accroît les probabilités d'obtenir ce que vous voulez par des voies coopératives, mais cela ne fonctionne pas à tous les coups. Envisagez alors de ne pas tout obtenir, vous aurez au moins allégé votre stress et vous pourrez vous dire : « J'ai fait ce que je devais faire. »

Si avant de lire ce livre, vous aviez tendance à retenir, exacerber ou déguiser vos colères, commencez à en appliquer les techniques avec des personnes de confiance. Dites-leur que vous voulez changer votre rapport à la colère et que vous allez tester avec eux de nouvelles méthodes. Osez leur demander d'exprimer leurs feedbacks et des conseils pratiques. Libérez-vous des croyances inhibitrices telles que « il faut toujours être parfait », « il faut toujours se montrer fort en toutes circonstances », « il faut toujours faire plaisir aux autres »… Retirez de votre vocabulaire et de vos pensées les « toujours » ou « jamais » qui constituent des freins puissants à votre épanouissement.

Vous avez trouvé dans ce livre les clés de la saine colère, des connaissances, exemples, méthodes, exercices et diagnostics qui vont vous permettre d'aborder la colère avec **distance, lenteur et tri**. La **distance** pour prendre du recul sur les événements, la **lenteur** pour garder votre calme et rester cohérent, et le **tri** pour bien différencier les faits, des opinions, des jugements de valeurs et des sentiments.

Distance, lenteur et tri sont indissociables, commencez par l'une de ces compétences et vous verrez que les autres s'installent naturellement. Débutez par celle qui vous convient le mieux.

La colère est une émotion mal aimée car elle a été reliée à de nombreux excès dramatiques au fil du temps ; ses dérives mènent à la fureur et à la guerre. Et pourtant, le développement de l'espèce humaine n'est-il pas dû aussi à la colère ? Un jour, l'être humain s'est mis en colère et n'a plus voulu manger froid, il a utilisé le feu pour cuire les aliments. Un jour, l'être humain a souhaité se protéger des éléments et a déployé une saine colère pour maîtriser la nature et se construire des abris. Un jour, l'être humain n'a plus accepté la maladie comme une fatalité, et par une saine colère il a dit « non », et a inventé les vaccins. Un jour, l'être humain n'a plus accepté la dictature, et il a inventé la démocratie. La colère saine et bien canalisée a changé le monde.

Citations

Une bonne colère vaut mieux qu'une bonne douche :
la douche fatigue, la colère apaise.

Henri Jeanson

Qui apaise la colère éteint un feu ; qui attise la colère
sera le premier à périr dans les flammes.

Hazrat Ali

La colère, ça fait vivre. Quand t'es plus en colère, t'es foutu.

Richard Bohringer

La peur mène à la colère, la colère mène à la haine,
la haine mène à la souffrance.

George Lucas

La parole apaise la colère.

Eschyle

Tu as l'avantage sur la colère quand tu te tais.

Proverbe égyptien

L'humour est presque toujours de la colère maquillée.
Stephen King

Prenez garde à la colère d'un homme patient.
John Dryden

Les hommes coléreux se font à eux-mêmes un lit d'orties.
Samuel Richardson

Vaincre la colère, c'est triompher de son plus grand ennemi.
Publius Syrus

Une colère justifiée est toujours saine.
Paul Michaud

Agir dans la colère, c'est s'embarquer dans la tempête.
Proverbe allemand

La raison est souvent entre le rire et la colère.
Rivarol

Qui se met en colère lentement le restera longtemps.
Proverbe magyar

*Il ne faut pas se mettre en colère contre les choses :
cela ne leur fait absolument rien.*
Madame de Staël

*On n'a pas grand mérite à prendre patience quand
on est incapable d'un mouvement de colère.*
Marcel Aimé

Trois choses font connaître l'homme : la bouteille, la bourse et la colère.
Proverbe juif

L'envie et la colère abrègent la vie.
Proverbe français

Les effets de la colère sont beaucoup plus graves que les causes.
Marc-Aurèle

Colère et intolérance sont les ennemis d'une bonne compréhension.
Gandhi

Quand le sage est en colère, il cesse d'être sage.
Le Talmud

Si vous êtes patient un jour de colère, vous échapperez à cent jours de chagrin.
Proverbe chinois

Montrer sa colère à l'ennemi, c'est lui offrir sa victoire.
Anonyme

*Chaque coup de colère est un coup de vieux,
chaque sourire est un coup de jeune.*
Proverbe chinois

*Prenez la parole sous le coup de la colère et vous prononcerez
le meilleur discours que vous puissiez regretter.*
Anonyme

La peur peut faire faire des choses bien plus dangereuses que la colère.
Jacques Saint Pierre

Ne fais pas de psychologie dans la colère, tu verrais trop juste.
Jean Rostand

La parole douce rompt la colère, la parole dure excite la fureur.
La Bible

Je ne me mets jamais en colère, car je m'aime trop pour me mettre hors de moi.
Sacha Guitry

La colère vide l'âme de toutes ses ressources,
de sorte qu'au fond paraît la lumière.
Friedrich Nietzsche

La colère est nécessaire ; on ne triomphe de rien sans elle,
si elle ne remplit l'âme, si elle n'échauffe le cœur ; elle doit
donc nous servir, non comme chef, mais comme soldat.
Aristote

Si nous sommes sans colère quand nous voyons les autres bafoués,
exploités, humiliés, il est clair que nous ne les aimons pas.
Abbé Pierre et Bernard Chevalier

Une des plus belles victoires qu'un homme puisse remporter
sur lui-même, c'est contre la colère qui l'habite.
Joseph Rudel-Tessier

Un bon compromis laisse toujours tout le monde en colère.
Bill Watterson

La colère, même juste, déforme les choses et il ne faut rien aborder
avec un gros cœur, un cœur déraisonnablement irrigué.
Massa Makan Diabaté

Quand un homme a peur, la colère n'est pas loin. L'irritation suit l'excitation.

Alain

Dans une contestation ne te laisse pas gagner par la colère,
elle t'enlève une partie de ta force, et te livre désarmé à ton ennemi.

Proverbe algérien

J'ai survécu à pas mal de colères. Je les ai remplacés
par de l'amour. La vie n'est qu'une longue guérison.

Sean Penn

On ne peut ressentir la douceur de cette vie sans en même temps
concevoir une colère absolue contre le mal qui la serre de toutes parts.

Christian Bobin

Trois choses ne se connaissent qu'en trois occasions. On ne connaît la valeur
qu'à la guerre, le sage que dans sa colère et l'ami que dans la nécessité.

Proverbe Oriental

La colère est mauvaise conseillère.

Proverbe

La clarté ne naît pas de ce qu'on imagine le clair,
mais de ce qu'on prend conscience de l'obscur.

Carl Gustav Jung

La colère est comme une avalanche qui se brise sur ce qu'elle brise.

Sénèque

La raison veut décider qui est juste ; la colère veut qu'on
trouve juste ce qu'elle a décidé.

Sénèque

La colère n'a rien de grand ni de noble. Il n'y a vraiment grand que ce qui, en même temps, est calme.

Sénèque

Si tu veux vaincre la colère, elle ne peut te vaincre. Tu commences à la vaincre si tu la fais taire.

Sénèque

L'homme en colère peut n'être pas irascible : l'homme irascible peut quelquefois n'être pas en colère.

Sénèque

Pour aller plus loin

Filmographie

Agora, Alejandro Amenabar, 2009.

Aguirre, la colère de Dieu, Werner Herzog, 1972.

Ali, Michael Mann, 2002.

Dans la chaleur de la nuit, Norman Jewison, 1967.

Douze Hommes en colère, Sidney Lumet, 1957.

Gran Torino, Clint Eastwood, 2008.

Jacky Brown, Quentin Tarantino, 1997.

L'Échange, Clint Eastwood, 2008.

La Colère des titans, Jonathan Liebesman, 2012.

La Gifle, Claude Pinoteau, 1974.

La Guerre des étoiles (6 épisodes), George Lucas, 1977/2005.

La Haine, Mathieu Kassovitz, 1995.

La Vérité si je mens, Thomas Gilou, 1997/2011.

La Vie est un long fleuve tranquille, Étienne Chatiliez, 1988.

Les Raisins de la colère, John Ford, 1940.

Les Tontons flingueurs, Georges Lautner, 1963.

Magnolia, Paul Thomas Anderson, 1999.

Munich, Steven Spielberg, 2005.

Rollerball, Norman Jewison, 1975.

The Truman show, Peter Weir, 1998.

Un homme est passé, John Sturges, 1954.

Une étrange affaire, Pierre Granier-Deferre, 1981.

Bibliographie

Bandler Richard, *Un cerveau pour changer : la programmation neuro-linguistique*, Paris, Pocket, 2008.

Bergson Henri, *La Pensée et le Mouvant*, Paris, PUF, 2009.

Berne Éric,
   Analyse transactionnelle et psychothérapie, Paris, Payot, 2001.
   Que dites-vous après avoir dit bonjour ?, Paris, Tchou, 1983.

Campbell Anne, *Men, women and aggression*, Basic Books, 1994.

Camus Albert, *L'Homme révolté*, Paris, Gallimard, 1992.

Cungi Charly et Deglon Claude, *Cohérence cardiaque : nouvelles techniques pour faire face au stress*, Paris, Retz, 2009.

Damasio Antonio, *L'Erreur de Descartes*, Paris, Odile Jacob, 1995.

Darwin Charles, *L'Expression des émotions chez l'homme et les animaux*, Paris, Payot & Rivages, 2001.

David G. Myers, *Psychology*, Worth Publisher, 2010.

Desberg Stephen et Reculé Henri-Joseph, *Le Jour de la colère*, « Les immortels », Grenoble, Glénat, 2005.

Du Chazaud Jean, *Le Secret dévoilé du corps et de l'esprit*, éd. Pierre Téqui, 2000.

Ekman Paul et Davidson Richard, *The Nature of emotion*, New York, Oxford University Press, 1994.

Ekman Paul, *Emotional Awareness*, Saint Martin's Press, 2008.

Erickson Milton, *Ma voix t'accompagnera*, Paris, Hommes et Groupes, 1993.

Festinger Leon (dir.), *L'Échec d'une prophétie*, Paris, PUF, 1993.

Francq Philippe et Van Hamme Jean, *Colère Rouge,* « Largo Winch », Paris, Dupuis, 2012.

Halter Marek, *Je me suis réveillé en colère*, Paris, Pocket, 2009.

Hessel Stéphane, *Indignez-vous !*, Montpellier, Indigène, 2011.

LeDoux Joseph, « Émotion, mémoire et cerveau », *Pour la science, n° 202, 1994.*

Lerner Harriet Goldhor, *Le Pouvoir créateur de la colère*, Montréal, Éditions du Jour, 1994.

McKay Matthew, *Les Raisons de la colère : les connaître pour apaiser le tourment intérieur*, Paris, Pocket, 2011.

Milton H. Erickson et Ernest L. Rossi, *L'Intégrale des articles de Milton H. Erickson sur l'hypnose*, t. I : De la nature de l'hypnose et de la suggestion, Satas, 1980.

Moebius et Jodorowsky Alexandro, *L'Incal (ou les aventures de John Difool)*, 6 vol., Paris, Les Humanoïdes associés, 1981-1989.

Muriel Barbery, *L'Élégance du hérisson*, Paris, Gallimard, 2006.

Pavlov Ivan, *Les Réflexes conditionnés*, Paris, PUF, 1977.

Pierre Pachet (dir.), *La Colère : instrument des puissants, arme des faibles*, Paris, Autrement, 1997.

Potter-Efron Ron et Pat, *Que dit votre colère ?*, Paris, Eyrolles, 2005.

Selye Hans, *Le Stress de la vie*, Paris, Gallimard, 1975.

Servan-Schreiber David, *Guérir le stress, l'anxiété et la dépression sans médicaments ni psychanalyse,* Paris, Pocket, 2005.

Steinbeck John, *Les Raisins de la colère*, Paris, Gallimard, 1991.

Stéphanie Hahusseau, *Tristesse, peur, colère : agir sur ses émotions*, Paris, Odile Jacob, 2011.

Watzlawick Paul, *Le Langage du changement*, Paris, Le Seuil, 1986.

Watzlawick Paul, Weakland John, Fisch Richard, *Changements : paradoxes et psychothérapie*, Le Seuil, 1981.

Sites Internet

www.endocrino-psychologie.org
Le site de Jean du Chazaud sur l'endocrino-psychologie.

www.weelearn.fr
Site de référence pour les vidéos de développement personnel ; vous y retrouvez les grands noms comme Boris Cyrulnik et Jacques Salomé, qui ont réalisé des vidéos ciblées sur les émotions, dont la colère, bien sûr.

www.redpsy.com/guide/colere.html
Site assez complet sur la colère, les émotions associées, la violence. Textes rédigés par Michelle Larivey, psychologue.

http://www.csc-scc.gc.ca/text/prgrm/fsw/fsw22/toce-fra.shtml
La colère et les autres émotions chez les femmes : une communication de Judy Crump, dans le cadre d'un programme canadien pour les femmes purgeant une peine fédérale.